CONTRIBUTION A L'ÉTUDE

DE

L'HYPERTHERMIE CENTRALE

CONSÉCUTIVE AUX LÉSIONS DE L'AXE CÉRÉBRO-SPINAL

EN PARTICULIER DU CERVEAU

IMPRIMERIE LEMALE ET Cie, HAVRE

CONTRIBUTION A L'ÉTUDE

DE

L'HYPERTHERMIE CENTRALE

CONSÉCUTIVE AUX LÉSIONS DE L'AXE CÉRÉBRO-SPINAL

EN PARTICULIER DU CERVEAU

PAR

Le Dr Jean-Félix GUYON

Ancien interne des hôpitaux de Paris

PARIS

G. STEINHEIL, ÉDITEUR

2, RUE CASIMIR-DELAVIGNE, 2

1893

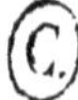

A MON PÈRE

LE PROFESSEUR FÉLIX GUYON

Membre de l'Institut et de l'Académie de médecine
Chirurgien de l'hôpital Necker

CONTRIBUTION A L'ÉTUDE

DE

L'HYPERTHERMIE CENTRALE

CONSÉCUTIVE AUX LÉSIONS DE L'AXE CÉRÉBRO-SPINAL

EN PARTICULIER DU CERVEAU

INTRODUCTION

« La participation du système nerveux dans les phénomènes de la chaleur a été soupçonnée, dit Cl. Bernard (1), dès les premiers temps de la physiologie. C'est certainement une idée ancienne, mais les faits qui ont confirmé cette vue de l'esprit et qui lui ont donné sa signification précise sont récents. » Depuis les découvertes de Lavoisier, on savait que la chaleur animale est le résultat d'une combustion ; depuis Lagrange, Spallanzani, Edwards, etc., on soupçonnait que cette combustion a lieu au contact du sang et des éléments des tissus ; mais on ignorait les conditions physiologiques, en réalité fort complexes, qui président à la régulation du phénomène. Sans résoudre toutes les données du problème, les expériences de

(1) *Leçons sur la chaleur animale*, 1876, p. 201.

Cl. Bernard aboutirent à ce résultat incontestable de nous faire connaître sinon les rapports intimes, du moins les rapports extérieurs qui unissent le système nerveux et la chaleur animale. La notion, clairement établie, du rôle vaso-moteur dévolu au grand sympathique révélait, en effet, l'influence de ce dernier sur la répartition du calorique, par l'intermédiaire du sang qui en est le véhicule. Elle mettait donc à même de comprendre comment les nerfs peuvent agir, non seulement sur le degré de la température locale d'une région déterminée, mais encore sur le degré de la température générale de tout l'organisme, puisque l'action vaso-constrictive ou vaso-dilatatrice du grand sympathique diminue ou augmente la quantité de chaleur perdue à la périphérie, c'est-à-dire le refroidissement du corps.

Réduite à ces seuls termes, la part du système nerveux dans l'équilibre thermique semblait déjà des plus importantes. Aussi certains auteurs, comme Traube, l'ont-ils jugée suffisante pour servir de base à la théorie de l'hyperthermie fébrile. Mais faut-il admettre que les nerfs sont simplement chargés de distribuer la chaleur produite, sans pouvoir régler l'intensité des combustions qui la produisent ? Ce n'était pas, on le sait, l'opinion de Cl. Bernard. Pour ce dernier auteur, il y a deux faits distincts dans l'élévation de la température locale consécutive à la section d'un nerf sympathique : d'une part, apport de sang plus considérable ; d'autre part, production de chaleur sur place. En d'autres termes, le grand sympathique ne serait pas un simple modérateur mécanique, il serait aussi un modérateur chimique, agissant séparément sur les combustions et sur la circulation. Telle est l'hypothèse des nerfs frigorifiques et calorifiques. Malgré l'autorité de celui qui la soutenait, elle fut combattue par la plupart des physiologistes. Il lui manquait, à vrai dire, l'appui d'une expérience absolument décisive, et, dans tous les cas, elle ne paraissait pas nécessaire à l'explication des effets constatés après la section du sympathique (Brown-Sequard). On admit cependant, comme vraisemblable, une opinion mixte, proposée également par Cl. Bernard, d'après laquelle l'exagération de la circulation locale peut être l'occasion d'échanges nutritifs plus actifs, avec toutes leurs conséquences chimiques et thermiques (1). L'influence du système nerveux sur la nutrition et, par suite, sur la production de chaleur, était, de toute façon, mise hors du débat ; s'il y avait divergence de vues, c'était seulement sur le mécanisme du phénomène, et non sur sa réalité.

A défaut, d'ailleurs, de preuve expérimentale directe, un grand nombre d'observations imposaient cette même conclusion. Des multiples recherches entreprises sur la température de l'homme et des animaux, il résultait que celle-ci, même dans les classes supérieures, n'est pas absolument fixe, et que certaines circonstances, faciles à déterminer, sont susceptibles d'en faire varier le niveau. Les mensurations thermométriques de J. Davy, sur l'homme, de Newport et de Dutrochet, sur les insectes, avaient appris que la marche, chez l'un, le vol, chez les autres, donnent lieu à une élévation de température plus ou moins marquée (2). Le mouvement, surtout le mouvement prolongé, apparaissait donc comme une cause de chaleur. En remontant jusqu'au point de départ du mouvement,

(1) VULPIAN. *Leçons sur l'appareil vaso-moteur*, t. II, p. 180, 1875.

FRANÇOIS FRANCK. Physiologie du grand sympathique. *Diction. encyclopédique*, t. XIV, 3ᵉ série, p. 52, 53.

(2) GAVARRET. *De la chaleur produite par les êtres vivants*, 1855, p. 373.

CH. RICHET. *La chaleur animale*, 1889, p. 151, 152.

c'est-à-dire à la contraction musculaire, Becquerel et Breschet, Helmholtz, Heidenhain établirent, d'une manière précise, que l'excès de calorique est produit par le muscle en travail. Une autre constatation, du même ordre que la précédente, ressortait de l'examen des courbes thermiques dressées par quelques auteurs, en particulier par Bærensprung (1) ; elle montrait un rapport de succession presque constant entre les oscillations ascendantes de la température et le moment des repas. L'effet thermique de la digestion, moins net, il est vrai, que celui du mouvement, fut confirmé par les expériences de Cl. Bernard (2) et de Ludwig (3). Ceux-ci prouvèrent que le fonctionnement des glandes, acte essentiel de l'absorption digestive, a pour conséquence régulière une plus grande production de chaleur, très appréciable dans le tissu glandulaire lui-même, dans les liquides sécrétés par lui, et dans le sang qui l'a traversé. Or constater cet ensemble de faits, établir avec certitude que le muscle en se contractant, la glande en sécrétant, bref un organe quelconque en fonctionnant est une source de chaleur, n'était-ce pas démontrer et expliquer le rôle thermogène du système nerveux, puisque lui seul est chargé d'exciter ou de modérer la contraction des muscles, la sécrétion des glandes, en un mot l'activité fonctionnelle de tous les organes ?

L'étude de la température chez les divers animaux pouvait confirmer cette manière de voir. En montrant que la régulation thermique n'est pas une propriété inhérente à tous les êtres vivants, elle permettait, par cela même, d'en mieux préciser les conditions. On sait, en effet, que les physiologistes ont,

(1) *Arch. f. Anat. et Phys.*, 1851, p. 9, 125 ; 1852, p. 217.
(2) *C. R. Ac. d. Sc.* 1858, t. XLVI, p. 159, et *Leçons sur la Chal. animale*, p. 170.
(3) *Sitzungsberichte der Wiener Akad. der Wissenschaften*, 1857.

depuis longtemps, divisé les animaux en deux grandes classes : animaux à température constante, animaux à température variable. Il serait aussi exact de dire, sans rien modifier à la classification adoptée : animaux à fonctions permanentes, animaux à fonctions intermittentes. Ces deux caractères se superposent et semblent inséparables, car la fonction produit la chaleur, et la chaleur entretient la fonction. Mais, pour que la température soit constante, il ne suffit pas que la fonction soit permanente, il faut encore qu'elle soit réglée à chaque instant dans son activité, accélérée ou ralentie suivant les changements perpétuels et parfois considérables du milieu ambiant. En d'autres termes, une température interne sensiblement invariable, quel que soit le degré de la température extérieure, suppose une production de chaleur variable. Les analyses chimiques en fournissent d'ailleurs la preuve, puisqu'elles font voir que la quantité d'acide carbonique exhalé est plus considérable pendant l'hiver que pendant l'été (1). C'est ce travail d'adaptation incessant des fonctions aux nécessités vitales de l'organisme qui assure la régulation thermique. Il dépend spécialement du système nerveux, et voilà sans doute pourquoi il ne se manifeste, au moins d'une façon complète, que chez les animaux supérieurs. Eux seuls ont, en effet, avec des organes et, par conséquent, des sources de chaleur multiples, un système nerveux perfectionné pour présider à l'harmonie fonctionnelle des actes physiologiques.

Le rapport presque absolu qui existe entre le développement des centres nerveux et la régulation thermique est, par suite, facile à constater. D'une part, on peut dire que, parmi les vertébrés supérieurs, les oscillations quotidiennes de la tem-

(1) Voir GAVARRET. *Loc. cit.*, p. 417 et suivantes.

pérature sont d'autant moins grandes que l'animal est plus élevé dans la série des êtres. N'est-ce pas l'homme qui, toutes choses égales d'ailleurs, a le niveau thermique le plus constant? D'autre part, en comparant entre eux ces mêmes vertébrés aux différents âges, on voit que le plus grand nombre, au moment de leur naissance, sont des animaux à température variable. Ils se refroidissent très rapidement, en effet, lorsqu'on ne les maintient pas dans un milieu chaud. Le fait est vrai, même pour les enfants nouveau-nés, et n'est attribuable qu'à l'état du système nerveux. Non seulement ce dernier est incomplètement développé (1), mais, accoutumé pendant l'existence intra-utérine à une température toujours uniforme, il n'a pas encore été préparé au travail qui lui incombe désormais. Quelques heures ou quelques jours lui sont donc nécessaires pour être en mesure de répondre aux exigences nouvelles créées par un nouveau milieu, c'est-à-dire pour savoir combattre et compenser la déperdition de calorique produite à la périphérie.

En résumé, la régulation thermique nous apparaît comme une conséquence de l'équilibre des différentes fonctions, solidarisées par l'intermédiaire du système nerveux qui, en réglant leur activité réciproque, peut seul maintenir dans un égal rapport la production et la perte de chaleur. On conçoit, ainsi, qu'une lésion de l'axe cérébro-spinal soit capable de rompre cet équilibre, et, selon le sens de la modification survenue, vienne donner lieu à une élévation ou à un abaissement de la température centrale. Nombre d'observations et d'expériences, relativement récentes, peuvent en fournir la preuve. Ce sont ces faits, en particulier ceux où l'hyperthermie

(1) Voir CH. RICHET. *Loc. cit.,* p. 57.

a été notée, que nous aurons à examiner et à discuter dans les chapitres suivants. S'ils sont valables, et nous le croyons, ils apportent un sérieux appui à la théorie de l'origine nerveuse de la fièvre.

Il faut remarquer, à ce propos, que cette théorie est née bien avant la constatation des faits qui semblent la légitimer aujourd'hui. Soutenue pour la première fois, ou du moins formulée d'une façon précise, par Hoffmann (1), il y a près de deux cents ans, elle a été reprise et développée par Cullen (2), et, plus tard, par Hufeland (3). Ces trois auteurs, à vrai dire, comme la plupart de leurs contemporains, voyaient surtout, dans la fièvre, l'accélération du pouls ; pour eux, le phénomène primitif était un spasme vasculaire, caractérisé par le frisson ; l'hyperthermie, reléguée au second plan, n'était qu'une conséquence des phénomènes précédents. C'est la même manière de voir qui a guidé Gianini et Rolando (4), lorsqu'ils ont appelé la fièvre une névrosthénie ; elle a trouvé aussi, en France, un certain nombre de partisans. Georget (5), Ollivier (6), Dugès (7) considèrent la fièvre comme une excitation idiopathique ou sympathique du système nerveux, mais ils mettent plus particulièrement en cause, l'un le cerveau, l'autre la moelle, le troisième le système ganglionnaire.

(1) *Diss. praxis clinica et compendiosa febrium cum cautelis,* 1705.

(2) *First Lines of the Physic for the use of Students,* etc., 1778. (Traduction française de De Lens, 1819, p. 100.)

(3) De la Fièvre, 1795. *Bibliothèque germanique de* BREWER, 1800, t. III, p. 277.

(4) V. BOUILLAUD, article Fièvre. *Dic. de méd. et de ch. pratiques,* 1832, t. VIII, p. 80.

(5) *Physiologie du système nerveux,* 1821, t. II, p. 191.

(6) *Traité de la moelle épinière et de ses maladies,* 1827, t. II, p. 808.

(7) *Essai sur la nature de la fièvre,* 1823, t. I, p. 183.

Rayer (1), en étudiant la fièvre intermittente, estime que tous les symptômes du premier stade sont l'indice évident d'un désordre fonctionnel du système nerveux, d'une névrose cérébro-spinale se montrant sous forme d'accès, de même que l'épilepsie et l'hystérie. Cette opinion est partagée par Maillot (2). En Allemagne, la fièvre intermittente sert aussi de principal argument aux nombreux défenseurs de la théorie nerveuse, Autenrieth et Kremer, puis J. Muller, Stilling, Henle, enfin Wunderlich (3). En somme, pour démontrer l'origine cérébro-spinale de la fièvre, ces divers auteurs invoquaient surtout l'observation des phénomènes physiques, d'ailleurs plus apparents que les autres. Aujourd'hui, au contraire, on appuie la même manière de voir sur l'ensemble des phénomènes chimiques, considérés dans leur effet le plus général, l'effet thermique.

Nous ne discuterons pas toutes les théories à l'aide desquelles on a tenté, depuis l'expérience de Cl. Bernard, d'expliquer l'hyperthermie fébrile, les unes admettant une diminution de la perte de chaleur, les autres une augmentation de la production normale. On sait, à l'heure actuelle, que le trouble de la régulation thermique est total, et atteint à la fois la production et la perte de calorique ; toutes deux sont exagérées, mais la première l'est plus que la seconde. L'agent fébrigène, quelle qu'en soit la nature, ne pourrait donc modifier la température interne qu'en agissant d'abord sur les centres nerveux, régulateurs de la calorification. Cette hypothèse n'est

(1) *Dict. de méd.* en 21 volumes, 1824, t. XII, p. 387 et 390.
(2) *Traité des fièvres ou irritations cérébro-spinales intermittentes,* 1836, p. 326.
(3) Das Fieber. *Arch. f. physiologische Heilkunde,* 1842, t. I, p. 266 ; 1843, t. II, p. 6.

pas seulement conforme aux enseignements de la physiologie, elle repose en outre sur l'examen de certaines conditions relatives à la fréquence et à l'intensité de la fièvre chez les divers animaux. Cl. Bernard n'a-t-il pas constaté, par exemple, que la même opération faite, dans les mêmes conditions, sur deux chiens de race différente, n'est suivie de phénomènes fébriles que chez le chien de race supérieure, c'est-à-dire à système nerveux plus sensible (1)? On est autorisé, croyons-nous, à en dire autant de l'homme, lorsqu'on le compare au reste des mammifères. C'est chez lui que la fièvre se traduit par les plus fortes élévations thermiques. Au cours d'une maladie infectieuse, sa température peut monter de 4° ou 5°, parfois même davantage, alors que chez le lapin ou le cobaye, inoculés avec une substance virulente, la température ne dépasse guère la normale de plus de 2° ou 2°, 5. Il y a donc semble-t-il, une sorte de parallélisme entre le développement du système nerveux et le symptôme hyperthermie fébrile. Les résultats négatifs auxquels est arrivé Lassar (2), en injectant des matières putrides à des grenouilles, paraissent confirmer cette manière de voir. Ces animaux n'ayant pas de chaleur propre, ni de régulation thermique, quoi d'étonnant à ce qu'on ne constate pas chez eux des manifestations morbides qui consisteraient essentiellement en un trouble du pouvoir calorifique et de son appareil nerveux régulateur (3)? Cependant, avant de conclure d'une façon définitive, de nouvelles recherches sont sans doute nécessaires.

Au reste, notre but n'est pas d'étudier la pathogénie de la fièvre, il est seulement d'analyser les faits qui établissent

(1) *Leçons de pathologie expérimentale*, 2ᵉ édition, 1880, p. 24 et 25.
(2) Ueber das Fieber der Kaltblüter. *Arch. de Pflüger*, 1875, t. X, p. 633.
(3) Lorain. *De la température du corps humain*, 1877, t. I, p. 587.

l'influence exercée par les centres nerveux sur la température interne. Ces faits, aujourd'hui fort nombreux, peuvent être divisés en deux groupes, selon la modification nerveuse à laquelle ils correspondent, trouble dynamique (1) dans un cas, lésion matérielle dans l'autre. Au premier groupe appartiennent les névroses qui, affections d'ordinaire apyrétiques, sont accompagnées parfois de manifestations thermiques. Ainsi en est-il, en particulier, de l'épilepsie, dans ses périodes d'accès successifs ou états de mal (2). On pourrait, sans doute, attribuer l'élévation de la température à l'intensité des convulsions, car nous connaissons l'influence thermogène des contractions musculaires, surtout lorsqu'elles sont toniques. Mais, dans l'état de mal, les convulsions peuvent cesser pendant plusieurs jours et la température se maintenir néanmoins à un taux très élevé (3). Elles ne suffisent donc pas à expliquer l'hyperthermie. Celle-ci, d'ailleurs, se montre parfois chez les hystériques (4), en dehors de toute attaque, et persiste plusieurs jours ou même plusieurs semaines sans qu'il soit possible de l'attribuer à aucune affection viscérale concomitante. Il est vraisemblable, par suite, que les troubles nerveux auxquels sont dus les divers symptômes de l'épilepsie et de l'hystérie sont aussi le point de départ des modifications subies par la

(1) Rappelons qu'une simple fatigue ou un trouble purement psychique peuvent, dans certaines conditions, déterminer une élévation thermique. Il en est surtout ainsi chez les malades et les convalescents. (BOUCHARD. *Associat. française pour l'avancement des sciences*, 22ᵉ session, 1893, et *Semaine médicale*, p. 118, col. 2, 1893.)

(2) BOURNEVILLE. *Études de thermométrie clinique dans l'hémorrhagie cérébrale.* Th. de Paris, 1870, p. 98, et *Mémoires de la Soc. de biologie*, 1875, p. 81.

(3) CHARCOT. *Œuvres complètes*, t. I, p. 378.

(4) BRIQUET. *Traité de l'hystérie*, 1859, p. 492. — DEBOVE. *Bull. de la Soc. méd. des hôpitaux*, 1885, p. 43, et 1886, p. 209. — BARIÉ. *Bull. de la Soc. méd. des hôpitaux*, 1886, p. 258.

température. Toutefois nous ne saurions en donner la preuve absolue, puisque nous ignorons non seulement la cause première de la maladie, mais encore la nature des altérations qu'elle détermine, c'est-à-dire la cause prochaine des symptômes. Il en est de même des autres affections, placées jusqu'ici dans le cadre des névroses, et qui, telles que la chorée ou le goitre exophtalmique, présentent assez souvent des phénomènes d'élévation thermique dont la signification est discutable (1).

Aussi avons-nous limité notre étude aux faits du second groupe, liés à une lésion matérielle des centres nerveux, en insistant surtout sur les lésions d'origine mécanique, car ce sont particulièrement celles-là qui donnent lieu à des modifications de température. Elles seules semblent assez brusques dans leur apparition, ou assez intenses dans leurs effets, pour surprendre, en quelque sorte, les moyens de défense du système nerveux, et jeter un trouble passager ou définitif dans son mécanisme normal. On sait cependant que, dans certaines conditions, les lésions progressivement constituées, tumeurs ou scléroses, peuvent aboutir au même résultat.

En réalité, l'hyperthermie consécutive aux lésions cérébro-spinales, quelle que soit la nature de ces dernières, n'apparaît presque jamais, chez l'homme, sans un cortège de symptômes généraux qui indiquent une perturbation profonde des centres nerveux. C'est pour cela, sans doute, qu'elle n'a tout d'abord attiré l'attention des observateurs que dans la période préago-

---

(1) Nous avons observé, pendant notre année d'internat à la Salpêtrière, un cas de tachycardie paroxystique, chez une tabétique, avec élévation thermique très manifeste (39° et plus), coïncidant avec le début de chacun des accès et durant aussi longtemps que celui-ci, c'est-à-dire de deux à cinq jours. Cliniquement cette hyperthermie n'était attribuable à aucune complication viscérale.

nique des affections nerveuses, comme nous le rappelons dans le chapitre qui ouvre la première partie de notre travail. Les chapitres suivants sont consacrés presque exclusivement à étudier l'influence des lésions cérébrales spontanées et des lésions cérébrales traumatiques sur la température centrale. L'influence des premières est bien connue, au cours de l'attaque d'apoplexie et des attaques apoplectiformes. Nous nous sommes attaché à mettre en relief, plus qu'on ne l'a fait jusqu'ici, l'influence analogue exercée par les secondes. Après avoir analysé les différents faits qui établissent la réalité de cette analogie, nous examinons si les conditions dans lesquelles apparaît l'hyperthermie, à la suite d'une lésion spontanée ou traumatique des centres nerveux, permettent d'éliminer absolument toute hypothèse d'infection ou d'intoxication.

Dans la seconde partie, nous faisons une revue des expériences qui, depuis le commencement de ce siècle, ont établi et précisé le rôle du cerveau et de la moelle dans la régulation de la chaleur animale. Enfin nous terminons par le résumé des recherches que nous avons entreprises, à notre tour, pour étudier la question si discutée des centres thermiques intracérébraux.

PREMIÈRE PARTIE

CLINIQUE

CHAPITRE PREMIER

De l'élévation terminale de la température dans le stade préagonique des maladies du système nerveux.

Les premiers documents cliniques, méthodiquement recueillis sur les modifications de la température dans les maladies du système nerveux, ne datent guère que de 1860. C'est, en effet, vers cette époque seulement que commencèrent à se généraliser les recherches thermométriques dont, plusieurs années auparavant, Gavarret (1) et Roger (2), en France, puis Traube (3) et Bærensprung (4), en Allemagne, avaient surtout contribué à montrer l'importance. Cependant il existait déjà, dans la science, quelques observations isolées : témoin le cas célèbre, et partout cité, de Benjamin Brodie (5). Cet auteur avait constaté, on le sait, une élévation de température de 43°,9, chez un homme atteint de plaie contuse de la moelle cervicale, et qui succomba quelques heures après le traumatisme. Mais ce fait, dont nous connaissons aujourd'hui de nombreux exemples, resta longtemps à l'état d'exception,

(1) Recherches sur la température dans la fièvre intermittente. *L'Expérience*, 1839, t. IV, p. 29.

(2) Des modifications de la température chez les enfants. *Arch. gén. de méd.*, 1844, t. IV, p. 117.

(3) Ueber die Wirkungen der Digitalis auf Körpertemperatur, etc. *Charité-Annalen*, 1850, p. 622.

(4) *Müller's Archiv. f. Anatomie*, etc., 1851, p. 125 et 164 ; 1852, p. 217, 286.

(5) *Medic. chir. Transact.*, 1837, t. XV, p. 146.

on peut presque dire de curiosité pathologique. Il faut arriver jusqu'à Wunderlich pour voir enfin la question mise à l'étude. Ce fut à propos d'un tétanique (1), chez lequel la température, d'abord normale, s'éleva rapidement, pendant les dernières heures de la vie, jusqu'à 44°,7, et, continuant après la mort son mouvement ascensionnel, atteignit 45°,4, trois quarts d'heure plus tard. Wunderlich n'hésita pas à rapprocher cette observation de celle de Brodie ; estimant que les symptômes du tétanos sont l'indice évident d'une réaction morbide de la moelle, il conclut nettement à un rapport de cause à effet entre le trouble nerveux et la modification thermique. Peu de temps après, d'ailleurs, il apporta une seconde observation (2) à l'appui de l'opinion qu'il venait d'émettre. Mais celle-ci ne tarda pas à être combattue de différents côtés. Sans parler des objections systématiques de Zimmermann (3), un des plus ardents défenseurs de la théorie inflammatoire de la fièvre, il faut mentionner, comme plus importantes, les expériences de Leyden (4), d'une part, de Billroth et Fick (5), de l'autre. Ces auteurs montrèrent, en effet, que la production de chaleur est due en grande partie aux contractions musculaires toniques du tétanos.

A ces faits expérimentaux, Wunderlich opposa de nouveaux faits cliniques, et les réunit dans un mémoire qui a servi

(1) Bemerkungen beieinem Fall von spontanem Tetanus. *Arch. der Heilkunde*, 1861, t. II, p. 546.

(2) *Arch. der Heilkunde*, 1862, t. III, p. 175.

(3) *Deutsche Klinik.*, 1862, p. 420.

(4) Beiträge zur Pathol. des Tetanus. *Virchow's Arch. f. path. Anat.*, 1863, t. XXVI, p. 538.

(5) Versuche über die Temperatur bei Tetanus. *Vierteljahrsschr. der Naturforschenden Gesellschaft in Zurich*, 1863, t. VIII, p. 427.

de base à la plupart des travaux entrepris ultérieurement sur le même sujet. Pour cette raison, il mérite d'être analysé avec quelques détails (1). Wunderlich établit d'abord que l'élévation de température qui précède la mort ne se montre pas seulement dans les cas de tétanos, et qu'elle existe aussi dans le stade préagonique des autres affections nerveuses, en particulier des névroses. Six observations servent à le prouver. La première est celle d'une épileptique, sujette à des accès répétés depuis dix ans, et qui meurt à la suite d'un état de mal, en présentant une température de 41°,7, quelques heures avant la mort. La seconde se rapporte à une hystérique dont les attaques duraient depuis huit semaines sans être accompagnées de fièvre ; brusquement l'état s'aggrave, la température s'élève, et peu d'heures après, au moment de la mort, le thermomètre marque 43°. Dans trois autres observations, les malades, jusque-là bien portants, sont pris subitement d'une attaque apoplectiforme ; l'un d'eux meurt au bout de huit jours, après plusieurs accès épileptiformes, en présentant, le dernier jour, deux heures avant la mort, une température de 42°,2 ; le deuxième malade meurt en huit heures et demie, à la suite de convulsions, avec une température de 42°,7 ; le troisième, après des convulsions toniques et cloniques, meurt au bout de quarante heures, et sa température atteint 41°,7. Enfin, dans la dernière observation, il s'agit probablement d'un cas de paralysie hystérique, chez une femme d'une quarantaine d'années ; quoi qu'il en soit, sa température monte progressivement en trois jours jusqu'à 41°,2, et la malade meurt sans avoir présenté ni convulsions, ni symptômes d'affection viscérale.

(1) Ueber die Eigenwärme am Schluss todlicher Neurosen. *Arch. der Heil-kunde*, 1864, t. V, p. 205.

L'autopsie ne permit de constater dans tous ces cas, sauf l'avant-dernier, aucune lésion encéphalique. Il y avait seulement un certain degré de congestion dans différents organes, cerveau, poumon, foie, rein, et de plus, dans un cas, quelques ecchymoses sous-pleurales, dans un autre, un petit infarctus pulmonaire. Une fois cependant, Wunderlich a observé une lésion de la dure-mère, constituée par une tumeur sarcomateuse, de la grosseur d'un haricot. En l'absence de toute autre altération, il explique les accidents mortels, constatés dans ces six observations, par un épuisement des centres nerveux. Répondant alors aux expériences de Leyden, et de Billroth et Fick, il insiste sur les points suivants : 1° dans les deux premières observations, en dépit d'accès convulsifs intenses et répétés depuis longtemps, l'élévation de température s'est produite seulement quelques heures avant la terminaison mortelle ; 2° les convulsions cloniques se sont accompagnées comme les convulsions toniques, bien qu'à un degré un peu moindre, d'une hyperthermie considérable ; 3° dans la dernière observation, malgré l'absence de toute convulsion, la température s'est élevée à 41°,2. En raison de la diversité des affections dans lesquelles il a observé l'élévation de température terminale, il conclut que celle-ci ne dépend pas de la nature de la maladie, mais dépend de l'épuisement nerveux qui précède la mort. Ce n'est pas, d'ailleurs, qu'il nie l'influence thermogène des contractions musculaires ; il l'admet au contraire, dans une certaine mesure, puisque la température de ses malades a été moins élevée dans les cas de convulsions cloniques, et surtout en l'absence de toute convulsion, que dans les cas de tétanos proprement dit. Mais à côté de cette source de chaleur, il y en a une autre plus importante :

c'est la modification encore inconnue du système nerveux central, qui détermine, en même temps que l'apparition des accidents mortels, un trouble profond dans la régulation thermique.

Le travail de Wunderlich avait attiré définitivement l'attention sur l'élévation considérable de température qui caractérise le dernier stade de certaines névroses. Un an plus tard, Erb (1) apporta à son tour de nombreuses observations témoignant que cette ascension thermique se produit aussi dans la période terminale des autres affections des centres nerveux : méningite tuberculeuse, méningite aiguë, méningite cérébro-spinale, sclérose ou hémorrhagie cérébrale, ou même simples complications encéphaliques, anémie, hyperhémie, œdème, survenant au cours de maladies générales. Il rapprocha en outre de ses observations personnelles des faits analogues empruntés à différents auteurs, notamment à Wunderlich et à Billroth (2). Nous avons déjà parlé des uns, nous reviendrons plus loin sur les autres. Parmi ces observations, il en est sans doute quelques-unes, comme les méningites, dont les modifications thermiques sont en partie imputables à un élément inconnu à cette époque, l'élément infectieux. Mais elles conservent leur valeur au point de vue de l'élévation terminale, toujours identique à elle-même, quelle que soit la nature de l'affection nerveuse. On voit, en effet, un certain temps avant la mort, dans une période qui peut s'étendre d'une heure à trente-six heures, la courbe thermique monter

(1) Ueber die Agoniesteigerung der Korperwärme bei Krankheiten des Centralnervensystems. *Deutsches Arch. f. klin. Medicin,* 1865, t. I, p. 175.

(2) Beobachtungs-Studien über Wundfieber und accidentelle Wundkrankheiten. *Langenbeck's Arch.,* 1862, t. II, p. 325.

plus ou moins rapidement jusqu'à un niveau plus ou moins élevé, en moyenne 41° ou 42°. Quelle est la signification de ce phénomène à peu près constant ? Erb fait remarquer qu'il coïncide toujours avec un trouble grave des fonctions cérébrales. C'est le plus souvent un état d'assoupissement comateux qui débute le jour ou la veille de la mort ; c'est quelquefois un état d'excitation, accompagné d'une dépression des facultés intellectuelles ; plus rarement enfin, c'est un délire furieux qui cesse, d'ailleurs, quelque temps avant la mort. Comme on le voit, les convulsions sont rares ; elles ont fait absolument défaut dans sept observations, aussi ne doit-on leur accorder qu'une importance relative. En présence de ces constatations, Erb conclut qu'il est impossible de nier la part prépondérante du système nerveux dans la production de la chaleur animale et spécialement de la fièvre, même, ajoute-t-il, si l'on admet que la fièvre peut être la conséquence de simples phénomènes chimiques. Quant au mode d'action du système nerveux, il pense que les symptômes observés, coma, paralysie, etc., indiquent suffisamment que la puissance des centres est diminuée et même suspendue. Il se rallie donc à l'opinion de Wunderlich, sous la forme suivante : dans la plupart des maladies du système nerveux central, sinon dans toutes, avec ou sans lésion anatomique, avec ou sans convulsions, il se produit, aux approches de la mort, en même temps qu'un trouble et une diminution considérables des fonctions cérébrales, une élévation de température plus ou moins rapide et habituellement excessive, laquelle, en maintes circonstances, persiste encore quelque temps après l'arrêt de la respiration et des battements du cœur. Erb cherche en outre à pénétrer le mécanisme de l'hyperthermie consécutive aux perturbations nerveuses. Il y a, suppose-t-il, une activité exagérée des actes chimiques, et aux processus de combustions qui ont lieu normalement, pendant la vie, viennent peut-être s'ajouter des phénomènes de putréfaction débutant avant la mort, à la faveur de la suppression de l'influx nerveux. Sans doute ce n'est là qu'une hypothèse, mais elle lui est suggérée par deux faits : d'une part, la décomposition très rapide du cadavre, dans l'observation où il avait noté précisément la plus haute température terminale ; d'autre part, l'apparition très fréquente d'eschares, considérées par lui comme résultant d'un processus analogue au précédent, chez les malades atteints de lésions médullaires. En terminant, il reconnaît que le siège précis du centre régulateur des combustions interstitielles n'est encore déterminé en aucune façon ; aussi espère-t-il que des expériences sur les animaux et de nouvelles autopsies chez l'homme fourniront les renseignements nécessaires. Les recherches de Tscheschichin (1) semblent être une réponse directe à ce desideratum. Mais comme elles sont d'ordre purement expérimental, nous n'en parlerons que dans la seconde partie de ce travail.

Cependant Th. Simon (2) publiait la même année quelques observations cliniques, confirmatives des précédentes. Une seule d'entre elles, il est vrai, fait mention d'une lésion nerveuse proprement dite. Il s'agit d'une fracture de la colonne dorsale, avec blessure de la moelle, et élévation de température jusqu'à 44° au moment de la mort qui survient le troisième jour. Trois autres

(1) Zur Lehre von der thierischen Wärme. *Reichert's u. Dubois-Reymond's Arch.*, 1866, p. 151.

(2) Ueber abnorm hohe Eigenwärme im Augenblick des Todes. *Annalen des Charité-Krankenhauses*, 1865, heft 2, p. 1.

obs ervations ont trait à des malades morts de delirium tremens, en présentant une température variant de 41°,8 à 43°,7. Quelques-unes enfin se rapportent à des maladies fébriles proprement dites, rhumatisme aigu et variole. Ces dernières sortent du cadre des affections nerveuses pour entrer dans celui des maladies infectieuses. Mais l'auteur les rattache aux précédentes en faisant observer que, même dans ces cas, les élévations thermiques de la période terminale ont coïncidé avec des symptômes de dépression du système nerveux. Deux cependant paraissent avoir fait exception, les malades n'ayant présenté qu'un délire plus ou moins accentué jusqu'à la mort, bien que, dans l'une de ces observations, on puisse constater, semble-t-il, les symptômes caractéristiques du rhumatisme cérébral. En résumé, dans ce travail, moins démonstratif peut-être que ceux de Wunderlich et de Erb, on retrouve encore la même perturbation du système nerveux, accompagnée des mêmes températures hyperpyrétiques.

Jusqu'ici, nous n'avons eu que des renseignements assez vagues au sujet des altérations anatomo-pathologiques rencontrées à l'autopsie. A part les faits de traumatismes médullaires que nous avons indiqués chemin faisant, et une observation d'hémorrhagie cérébrale, signalée par Erb, il ne s'agit en somme que de lésions diffuses. Dans des leçons faites à la Salpêtrière en 1867, le sujet est repris par M. Charcot (1). Il retrace d'abord le tableau clinique présenté par les affections nerveuses que nous étudions, au moment de leur stade terminal : un coma profond, quelquefois, mais rarement, précédé de délire, une accélération très grande du pouls, les pupilles

____

(1) *Leçons cliniques sur les maladies des vieillards et les maladies chroniques*, 1874, p. 270, 2e édition.

contractées, parfois des convulsions toniques ou cloniques, le développement rapide d'eschares au siège, tels sont, dit-il, les phénomènes qui accompagnent habituellement l'élévation en question de la température centrale. Celle-ci atteint promptement 41° ou 42°, quelquefois plus ; elle peut augmenter encore dans les instants qui suivent la mort. Mais aux affections déjà mentionnées par Wunderlich et par Erb, et susceptibles de se terminer ainsi, M. Charcot en ajoute d'autres, beaucoup mieux caractérisées au point de vue anatomique : ce sont les lésions cérébrales anciennes qui subsistent à l'état cicatriciel chez les anciens hémiplégiques. Il arrive souvent, en effet, que ces derniers meurent à la suite d'accès apoplectiformes ou épileptiformes, et on observe toujours en pareil cas une élévation rapide et très accusée de la température centrale. Témoin l'observation suivante que rapporte M. Charcot : il s'agit d'une femme âgée de trente-deux ans, affectée d'une hémiplégie incomplète du côté droit, datant de l'enfance, avec atrophie et raccourcissement des membres paralysés ; cette femme était sujette à des accès épileptiques. Après un accès plus intense que d'habitude, elle est amenée à l'infirmerie. La température rectale est de 38°, le jour de son entrée. Les accès deviennent subintrants, ils se répètent environ une centaine de fois par jour ; ils sont séparés par un coma de plus en plus profond ; des eschares se forment rapidement aux fesses, et la malade meurt le sixième jour. La température centrale a augmenté chaque jour, pour arriver à 42°,2, le jour de la mort. A l'autopsie, il existait du côté gauche de l'encéphale une dépression considérable, une plaque jaune étendue, et une atrophie de tout l'hémisphère de ce côté. Il n'y avait aucune lésion récente dans les centres nerveux, ni dans les viscères.

Un second cas, analogue au précédent, est celui d'une

femme de soixante et un ans, atteinte d'hémiplégie droite
consécutive à une hémorrhagie cérébrale datant de deux ans.
Cette femme avait déjà eu plusieurs attaques épileptiformes,
en général assez légères. Un jour, survient un accès épileptiforme intense et prolongé, suivi d'un état apoplectiforme. Deux
heures après le début, la température rectale était de 38°,6 ;
cinq heures plus tard, elle s'élevait à 40°. Le lendemain, malgré
la cessation des convulsions, la température était de 41° ; et le
surlendemain, jour de la mort, elle atteignait 42°,5. A l'autopsie,
on trouva deux foyers ocreux, l'un dans le corps strié, l'autre
dans l'épaisseur d'une circonvolution. Mais il n'existait aucune
lésion récente capable d'expliquer ces accidents. — Dans les
deux observations, on le voit, il a été impossible, quelque
attention qu'on ait apportée à l'autopsie, de découvrir dans les
centres nerveux ou dans les viscères une altération matérielle
récente pouvant rendre compte des accidents terminaux et de
l'élévation thermique. C'est un fait sur lequel insiste M. Charcot.
On pourra se demander, ajoute-t-il, s'il faut invoquer, dans les
cas de ce genre, le mécanisme ordinaire de la fièvre pour
expliquer la production de ces hautes températures ; ce qu'on
peut dire, c'est que le système nerveux est toujours profondément affecté.

Ces cas sont d'autant plus intéressants qu'ils se présentent
avec les mêmes symptômes que d'autres affections cérébrales
différentes par leur nature et leur évolution normale, mais
absolument comparables par leurs accidents terminaux. La-
dame (1), dans des faits de tumeurs cérébrales, et Westphal (2),

(1) *Symptomatologie und diagnostik der Hirngeschwülste.* Würzburg, 1865,
p. 164.

(2) Einige Beobachtungen über die epileptiformen und apoplectiformen Anfälle

dans la paralysie générale, en ont rapporté des exemples. Ce dernier auteur relate neuf cas d'accès apoplectiformes ou épileptiformes, à la suite desquels il a toujours observé une élévation considérable de la température. Cette ascension thermique est bien sous la dépendance de l'ictus, car elle ne le précède pas, mais lui est consécutive et augmente progressivement pendant les premières heures qui le suivent. Cependant Westphal ne croit pas, à l'encontre des auteurs précédents, qu'elle soit le résultat direct du trouble cérébral. Il admet que, plus d'une fois, les lésions bronchiques et pulmonaires, complications fréquentes de l'attaque apoplectiforme, servent d'intermédiaires entre celle-ci et l'élévation de température. Il reconnaît néanmoins que l'hyperthermie se produit même en leur absence, ce qui enlève à son interprétation une partie de sa valeur. Il montre, de plus, que l'hyperthermie n'est pas toujours terminale ou, en d'autres termes, qu'elle n'est pas fatalement suivie de mort. C'est là un fait important sur lequel nous insisterons plus loin.

Enfin un travail de Quincke (1), assez analogue à celui de Simon, mentionne un nouveau fait de traumatisme médullaire, accompagné d'une rapide élévation de la température qui, douze heures après l'accident, atteignait déjà 41°,3. Revenant sur les travaux de ses prédécesseurs, il les résume en quelque sorte, en attribuant, comme eux, l'apparition de l'hyperthermie à l'affaiblissement du système nerveux. C'est en somme la conclusion générale à laquelle sont arrivés la plupart des

der paralytischen Geisteskranker mit Rücksicht auf die Körperwärme. *Arch. f. Psychiatrie*, 1868, t. I, p. 337.

(1) Einige Fälle excessiv hoher Todestemperaturen. *Berliner Klin. Wochenschr.*, 1869, p. 301.

auteurs que nous venons de citer. Elle s'imposait à eux, en effet, puisqu'ils avaient toujours constaté la coïncidence de l'élévation thermique et de la dépression comateuse qui marque le stade préagonique des affections des centres nerveux.

CHAPITRE II

Lésions cérébrales spontanées.

§ 1. — **Attaque d'apoplexie**.

Les élévations de température étudiées dans les travaux précédents, exception faite pour les cas de traumatismes médullaires, se rapportent presque toutes à des accidents survenus à la suite de lésions nerveuses plus ou moins anciennes : sclérose ou tumeur cérébrales, méningo-encéphalite chronique, foyers hémorrhagiques cicatrisés. Les seules affections récemment constituées qui aient donné lieu aux mêmes symptômes paraissent avoir dépendu de simples troubles fonctionnels n'ayant pas laissé de traces appréciables à l'autopsie. Il restait donc à examiner l'influence d'une lésion cérébrale récente sur la marche de la température. Jusqu'en 1867, il n'y a, pour ainsi dire, aucun renseignement thermométrique précis à ce sujet. Nous devons cependant mentionner les deux observations suivantes : dans la première, empruntée au travail de Erb (1), il s'agit d'une hémorrhagie cérébrale datant de quelques heures, accompagnée d'une perte incomplète de connaissance et d'une parésie du côté gauche. L'auteur note l'existence d'une fièvre modérée pendant les cinq premiers jours, jusqu'à la veille de la mort ; à ce moment la température commence à s'élever et ne tarde pas à atteindre 40° ; puis au lieu de continuer son ascension, comme dans les cas précé-

(1) *Loc. cit.*, p. 186.

dents, elle baisse lentement, et, quelques heures après, le malade meurt avec une température de 38°,7. A l'autopsie, double hémorrhagie ventriculaire ayant détruit la moitié externe de la couche optique droite et la plus grande partie du corps strié gauche ; caillot sanguin dans le quatrième ventricule. Erb explique l'abaissement relatif de la température, avant la mort, par l'apparition de sueurs profuses, et il estime à juste titre que, jusqu'à plus ample informé, il ne peut dire si l'élévation thermique est toujours moins accentuée dans l'hémorrhagie que dans les autres affections cérébrales. Une observation de Rosenstein (1) nous montre au contraire une ascension rapide de la courbe thermique, à la suite d'une hémorrhagie de la protubérance et du corps strié, si bien que, deux heures environ après l'attaque, au moment de la mort, le thermomètre marquait 41°,5.

En somme, aucune étude suivie n'avait été faite sur la question, avant les recherches de M. Charcot. Elles sont résumées dans la note suivante (2) :

Lorsque l'exploration du rectum a pu être pratiquée soit au moment même de l'attaque apoplectique, soit encore quelques heures après, presque toujours on a trouvé, surtout dans les cas graves, la température notablement abaissée au-dessous du taux normal. Ainsi, au lieu de 37°,5 qui représente l'état physiologique, on a trouvé en pareil cas à peine 37°, ou même un chiffre encore moins élevé ; plusieurs fois, en effet, la température est descendue jusqu'à 36°. Bientôt le chiffre thermométrique se relève ; il est rare qu'au

____

(1) Encephalohämorrhagien in den Pons und die corpora striata. Præmortale temperatursteigerung. *Berliner klin. Wochenschr.*, 1867, p. 6.

(2) Note sur la température des parties centrales dans l'apoplexie liée à l'hémorrhagie cérébrale et au ramollissement du cerveau. *Soc. de biologie*, juin 1867, p. 92.

bout de vingt-quatre heures il n'ait pas atteint 37°,5 ; et, à partir de cette époque, il se maintient pendant un nombre variable de jours entre 37°,5 et 38°. Il est peu commun que ce dernier chiffre soit dépassé lorsque le malade doit survivre, à moins qu'il ne se soit produit quelque complication inflammatoire. Si, au contraire, la maladie doit avoir une issue funeste, on voit survenir, même en dehors de toute complication, une brusque élévation de la température centrale. Dans l'espace de douze, vingt-quatre, quarante-huit heures à peine, le thermomètre marque successivement 39°, 40°, ou même 41°. Le chiffre 42° a été atteint plusieurs fois peu de temps avant la mort. Cette brusque élévation de la température, dans les circonstances qui viennent d'être indiquées, est un signe à peu près certain d'une mort prochaine ; elle est habituellement précédée et comme annoncée par l'apparition d'un autre phénomène qui, lui aussi, est du plus fâcheux augure : une tache ecchymotique, fréquemment suivie de la formation d'une eschare, se produit sur la fesse du côté paralysé. Ainsi, dans l'état apoplectique grave lié à l'hémorrhagie cérébrale et au ramollissement du cerveau, on peut observer, en l'absence de complication inflammatoire viscérale, une série de modifications de la température centrale répondant à trois périodes successives : dans la première période, qui comprend les premières heures qui succèdent à l'attaque, le chiffre thermométrique s'abaisse en général au-dessous de 37°,5 ; dans la deuxième, qui dure un nombre variable de jours, il oscille entre 37°,5 et 38° ; enfin la dernière période, qui aboutit nécessairement et rapidement à la mort, est marquée par une élévation brusque de la température au-dessus de 39°, 40° ou même 41°. Il importe de remarquer que ces chiffres élevés peuvent être atteints avant que les premiers phénomènes extérieurs de l'agonie se soient prononcés.

Ces recherches nous fournissent des renseignements très importants. Elles nous montrent que l'élévation de température constatée dans les dernières heures de la vie des apoplectiques est absolument semblable à celle qui se produit à la période terminale des affections consécutives aux lésions anciennes des centres nerveux. Mais l'abaissement initial, mis en lumière pour la première fois, est un signe particulier à l'hémorrhagie cérébrale récente et lui sert, en quelque sorte, de caractéristique.

Plusieurs travaux, dus pour la plupart à l'École de la Salpêtrière, ne firent que confirmer ces données. M. Lépine (1), dans deux cas d'hémorrhagie sous-méningée, constata les mêmes variations thermiques. MM. Briquebec (2) et Durand (3) en publièrent quelques nouvelles observations. M. Bourneville (4), en particulier, apporta de nombreux faits cliniques à l'appui, et signala l'influence des épanchements hémorrhagiques successifs sur l'abaissement de la température, ainsi que les modifications de la courbe thermique dans les cas de ramollissement cérébral (5). Il faut citer encore la thèse de M. Hutin (6) et l'important travail de M. Blaise (7). Celui-ci, étudiant spécialement les températures périphériques chez les apoplectiques, montra qu'elles ont une courbe parallèle à celle de la température centrale.

Il ressort de tous ces travaux que l'abaissement initial ne

(1) *Mémoires de la Société de Biologie*, 1867, p. 45.

(2) *Étude sur quelques points de la séméiotique des hémiplégies récentes*. Th. de Paris, 1868, p. 68.

(3) *Des anévrysmes du cerveau*. Th. de Paris, 1868, p. 103.

(4) *Études de thermométrie clinique dans l'hémorrhagie cérébrale*. Th. de Paris, 1870, et *Études cliniques et thermométriques sur les maladies du système nerveux*, 1872.

(5) D'après M. BOURNEVILLE, la courbe thermique du ramollissement ne présente généralement pas trois périodes aussi nettes et aussi régulières que celles qui caractérisent la courbe de l'hémorrhagie.

(6) *Température dans l'hémorrhagie cérébrale et le ramollissement*. Th. de Paris, 1878.

(7) *Contribution à l'étude des températures périphériques dans les cas de paralysie d'origine encéphalique*. Th. de Montpellier, 1880.

fait, pour ainsi dire, jamais défaut après une hémorrhagie cérébrale récente. M. Charcot (1) rappelle, à ce propos, les observations de Demarquay (2). On sait que les nombreuses recherches de ce dernier auteur sur la température des blessés, à la suite des grands traumatismes intéressant le squelette, lui ont permis de constater, dans les premières heures, un abaissement thermique tout à fait comparable à celui qui succède à l'hémorrhagie cérébrale. De part et d'autre, en effet, il s'agit de malades en état de choc, c'est-à-dire en proie à une perturbation nerveuse telle que la régulation thermique doit en être profondément modifiée. C'est un de ces faits d'inhibition depuis longtemps décrits par M. Brown-Sequard, et qui, dans la doctrine de celui-ci, correspondent à une excitation anormale du système nerveux, laquelle se manifeste objectivement par le passage du sang rouge dans les veines, et par l'abaissement de la température centrale. Cet abaissement serait donc la conséquence de l'arrêt des échanges chimiques, générateurs de chaleur.

Quelle qu'en soit, d'ailleurs, la physiologie pathologique. rappelons qu'il est surtout marqué lorsque l'hémorrhagie s'est étendue aux méninges ou aux ventricules ; qu'il se produit très rapidement, parfois en quelques minutes, plus souvent en quelques heures ; qu'enfin, au bout d'un temps plus ou moins long, mais excédant rarement vingt-quatre heures, il fait place à la seconde période, ou période de réaction. Celle-ci est, en général, inversement parallèle à la précédente ; la colonne thermométrique remonte à peu près aussi vite qu'elle

(1) *C. R. Soc. de Biologie,* 1871, p. 100.
(2) *Gazette médicale de Paris,* 1871, p. 393.

était descendue, et, dépassant son niveau normal, elle atteint 38° ou 38°,5, plus rarement 39°, comme nous avons pu l'observer une fois.

C'est à cette période que Trousseau (1) faisait sans doute allusion lorsqu'il disait que, dans les hémorrhagies cérébrales un peu considérables, on observe presque toujours un mouvement fébrile qui commence ordinairement vingt ou vingt-quatre heures après le début des accidents, et arrive à son summum les deuxième et troisième jours. Cette hyperthermie, dont Trousseau ajoutait ne pas s'expliquer l'origine, n'est-elle pas la conséquence directe de l'hypothermie initiale ? En effet, lorsqu'une cause accidentelle est venue modifier passagèrement, chez l'homme, la courbe habituelle de la température, il y a toujours, peu après, une ou plusieurs oscillations compensatrices. C'est du moins ce qu'on peut conclure des recherches de Jurgensen (2) chez un sujet bien portant. La réaction thermique, pathologique ou normale, doit être attribuée, semble-t-il, à l'influence du système nerveux, tendant à rétablir l'équilibre un moment troublé. Cette loi des oscillations compensatrices a été récemment développée par M. Bouchard (3) qui a rapporté à l'appui deux observations très nettes. Il s'agit de deux malades intoxiqués en même temps par l'acide phénique, pris de coma, et dont la température tombe rapidement à 35°; quelques heures après survient une première oscillation ascendante, à la suite de laquelle la température monte à 41°,8 ; le lendemain, nouvel abaissement suivi, bientôt, d'une nou-

(1) *Clinique médicale de l'Hôtel-Dieu*, 2ᵉ édit., t. II, p. 12.
(2) *Deutsches Arch. f. klin. Med.*, 1867, p. 165 ; 1868, p. 110.
(3) *Leçons sur la fièvre et les maladies fébriles*. Cours inédit, professé à la Faculté de médecine, en 1893.

velle ascension ; enfin, après plusieurs oscillations successives et de plus en plus rapprochées, le niveau normal se rétablit (1).

Ces différentes phases existent aussi, bien que moins caractérisées, dans l'hémorrhagie cérébrale. En effet, lorsque la guérison est probable ou la mort seulement différée, l'élévation thermique secondaire fait place à un nouvel abaissement, et la température oscille entre 37°,5 et 38°. C'est à cette période que M. Charcot a donné le nom de période stationnaire ; elle peut durer plusieurs jours. Dès lors, le malade atteint d'hémorrhagie cérébrale devient comparable au malade atteint d'une ancienne lésion encéphalique. A plus ou moins longue échéance, parfois même au bout de plusieurs années, des accidents mortels peuvent apparaître et sont annoncés par une brusque élévation thermique. En quelques heures, la température arrive à 40°, 41° ou plus encore, et le degré le plus élevé correspond en général au moment de la mort. Le tableau est donc identique à celui que nous ont appris à connaître les auteurs dont les travaux sont analysés dans le précédent chapitre.

Ces différents stades sont assez bien représentés dans l'observation suivante :

OBSERVATION 1 (inédite). — Le 23 juin 1892, la nommée R..., âgée de 69 ans, bien portante jusque-là (pas d'hémiplégie ancienne), perd subitement connaissance vers midi et demi. A 1 heure de l'après-midi, elle est dans l'état suivant : les yeux sont ouverts, un peu tournés à gauche ; la bouche n'est pas déviée ; le bras et la jambe du côté droit retombent brusquement sur le lit, lorsqu'on les soulève ;

(1) Ces deux observations sont déjà consignées dans les *Leçons sur les auto-intoxications* (BOUCHARD), 1887, p. 214.

ils présentent cependant quelques légers mouvements spontanés, lorsqu'on les pince pour explorer la sensibilité. Les membres gauches sont indemnes.

T. R. 37°,3. P. 80.

La malade est transportée à l'infirmerie, salle Rayer (service de M. Charcot). Vers 6 heures du soir, même état. Rien au cœur ni aux poumons.

T. R. 36°,3. P. 82.

Le 24, l'état du côté paralysé ne s'est pas modifié. La malade a toujours quelques mouvements spontanés de la main droite, mais ne peut la soulever au-dessus du lit. Elle agite au contraire beaucoup le bras gauche et cherche, sans y parvenir, à atteindre sa main paralysée. Celle-ci est notablement plus chaude que l'autre, et paraît un peu plus rouge. Rien de semblable aux membres inférieurs. Les yeux ne sont plus déviés ; les pupilles sont égales et non rétrécies. La malade ne parle pas, mais paraît comprendre. Quand on lui demande si elle souffre, elle porte sa main gauche sur sa poitrine ou sur sa tête. Elle respire lorsqu'on l'y invite. Rien à l'auscultation. L'urine recueillie par la sonde présente un nuage d'albumine.

T. R. 36°. P. 63°, 72. R. 28.

Le soir, même état. T. R. 37°,2.

Le 25, on constate une petite ampoule aux deux pieds, sous la voûte du tarse. La main droite est toujours plus chaude que la gauche. La face est rouge.

T. R. 38° (7 heures du matin). P. 100 (9 h. 1/2). R. 48 (9 h. 1/2).

A midi, la rougeur de la face a encore augmenté. Quelques ronchus à l'auscultation des poumons. Rien au cœur.

T. R. 39°,1. T. A. 38°,2 (à droite). T. A. 38° (à gauche).

A 7 heures du soir : T. R. 38°,8. P. 84. R. 40.

Le 26, la malade a les yeux ouverts, elle comprend ce qu'on lui demande et fait signe qu'elle souffre droit. du bras Les deux mains paraissent avoir la même température. Les ampoules des pieds n'ont pas augmenté. Rien à l'auscultation.

T. R. 37°,6. P. 96. R. 26.

Du 27 juin au 1er juillet, l'état paraît stationnaire ; la température reste entre 37° et 37°,6 ; le pouls se maintient à 96.

Le 2, on constate une assez grande quantité d'albumine dans les urines, et un début d'eschare à la cuisse droite. Pas d'eschare fessière.

T. R 37°,2 (matin), 37°,4 (soir).

Le 3, même état ; l'eschare de la cuisse ne s'est pas étendue, et n'est pas ulcérée. Rien à l'auscultation. Mais la température atteint près de 38°, le soir.

Le 4, la malade est dans le coma ; les yeux sont fermés, les pupilles normales ; la langue paraît sèche (il est difficile d'ouvrir la bouche de la malade) ; les urines contiennent à peu près la même quantité d'albumine.

T. R. 38°,8. P. 120. R. 54.

Le soir, T. R. 39°,9. La malade meurt à minuit. A aucun moment, elle n'a eu de mouvements convulsifs.

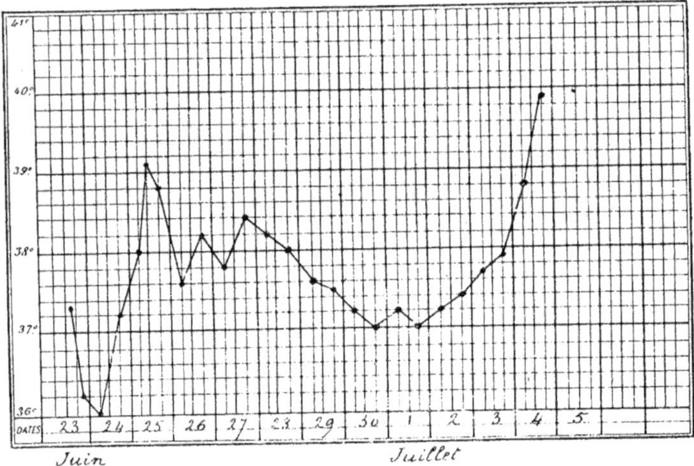

Autopsie (6 juillet). — Œdème cérébral assez marqué, surtout vers la partie moyenne de la convexité, le long de la scissure interhémisphérique.

La pie-mère est injectée sur les lobes occipitaux. Athérome très accentué des artères de la base et des sylviennes. Les méninges se décortiquent facilement.

Hémisphère gauche. — Le ventricule latéral est normal. Cependant il existe un petit point fluctuant vers la partie moyenne, entre la couche optique et le noyau caudé. Il en sort un peu de sang. Vers la partie correspondante du lobule de l'insula, la substance grise se rompt lorsqu'on pose le cerveau sur la table, et laisse échapper un caillot cruorique. A la coupe, un peu de piqueté de la substance blanche. Sur la coupe de Flechsig, la couche optique, les noyaux caudé et lenticulaire sont presque complètement détruits par l'hémorrhagie, dont le point de départ paraît avoir été la capsule externe.

Hémisphère droit. — Rien d'anormal.

Cœur. — Les valvules sont saines.

Aorte. — Nombreuses plaques d'athérome.

Poumons. — Congestionnés aux bases. Pas trace d'infarctus.

Reins. — Petits. Présentent quelques petits kystes ; ne paraissent pas scléreux et se décortiquent facilement. Très congestionnés.

Foie, rate, estomac. — Normaux.

Cependant tous les malades atteints d'hémorrhagie cérébrale ne présentent pas la même courbe thermique. M. Bourneville (1) a montré que, dans les cas à évolution rapide, la période stationnaire fait défaut et l'élévation de température préagonique succède immédiatement à l'abaissement initial.

Les oscillations thermométriques sont alors réduites en nombre, si bien que le tracé n'offre à considérer parfois que deux lignes, l'une descendante, l'autre ascendante, se rencontrant à angle aigu. Enfin, lorsque l'hémorrhagie est foudroyante, la mort peut survenir dès la période d'hypothermie.

Mais il est d'autres cas, évoluant presque aussi vite, dans lesquels l'hypothermie semble disparaître et fait place à une brusque élévation de température, s'installant

(1) *Loc. cit.*, p. 58.

d'emblée, pour ainsi dire, à la suite de la lésion cérébrale. Ces faits, dont nous rapporterons plus loin un certain nombre d'exemples, nous intéressent d'une façon particulière. En effet, ils montrent que, si l'hyperthermie attend ordinairement quelques jours pour se manifester, il n'en faut pas moins la regarder, tardive ou précoce, comme la conséquence directe de la lésion cérébrale.

§ 2. — **Attaques apoplectiformes** (1).

On sait qu'elles se produisent presque exclusivement au cours des affections chroniques du cerveau. Comme nous l'avons vu, la lésion dont ces dernières sont l'expression n'influe pas, habituellement du moins, sur la température interne (2). Mais, lorsque sous une influence mal déterminée l'attaque apoplectiforme se produit, elle est caractérisée par une élévation thermique presque immédiate et qui permet, en général, de la distinguer de l'attaque d'apoplexie proprement dite (3). Cette élévation, parfois aussi accentuée que l'élévation préagonique, n'implique cependant pas une mort fatale ; elle peut n'être qu'un épisode après lequel la maladie reprend son cours antérieur, comme Westphal l'a bien mis en évidence pour la paralysie générale, dans le travail dont nous avons parlé. Ces faits ont été confirmés par la grande majorité des observateurs, en particulier par MM. Hanot (4), Magnan (5),

(1) Il n'y a pas lieu, au point de vue des modifications thermiques, de faire une distinction entre les attaques apoplectiformes et les attaques épileptiformes, dues aux mêmes lésions.

(2) Excepté dans certains cas d'excitation délirante observés dans la paralysie générale (voir MAGNAN, *C. R. Soc. de Biologie*, 1876, p. 290).

(3) CHARCOT. *Leçons sur les mal. des vieillards*, 1874, p. 276.

(4) *Mémoires de la Soc. de Biologie*, 1872, p. 61.

(5) *C. R. de la Soc. de Biologie*, 1874, p. 198 ; 1876, p. 25.

Reinhardt (1), etc… S'il existe des exceptions, elles sont peu nombreuses (2).

Au reste, la paralysie générale n'est pas la seule affection du cerveau dont l'évolution soit entrecoupée d'accès comateux suivis d'hyperthermie. Aux tumeurs cérébrales et aux anciens foyers apoplectiques déjà signalés, il faut encore ajouter les affections cérébro-spinales, telles que la sclérose en plaques (3). Les observations de Zenker (4), de Léo (5), de M. Joffroy (6) ont été souvent mentionnées. Dans deux d'entre elles, des accès apoplectiformes passagers ont donné lieu à des élévations de température également passagères ; dans la troisième (celle de Léo), il s'agit au contraire d'accidents terminaux, avec ascension thermique et mort à brève échéance. Plus récemment, M. Marie (7), en étudiant la sclérose en plaques chez l'enfant, a constaté des faits semblables aux précédents. On sait enfin que les attaques apoplectiformes ont été observées dans le tabes (8) et même dans certains cas de myélite diffuse (9). Il est probable, malgré l'absence de renseignements thermométriques précis, que les élévations de température n'y font pas défaut.

Un complexus symptomatique analogue peut se manifester

(1) *Arch. f. Psychiatrie,* 1880, t. X, p. 461.

(2) MENDEL. *Die progressive Paralyse der Irren,* 1880, p. 185 et 189.

(3) CHARCOT. *Œuvres complètes,* t. I, p. 254.

(4) Ein Beitrag zur Sklerose des Hirns und Rückenmarks. *Zeitschr. f. rat. Med.,* 1865, t. XXIV, p. 228.

(5) Beitrag zur Erkennung der Sklerose des Gehirns u. Rückenmarks. *Deutsches Arch. f. klin. Med.,* 1868, p. 151.

(6) *Mémoires de la Soc. de Biologie,* 1869, p. 146.

(7) *Revue de médecine,* 1883, p. 536.

(8) LECOQ. *Revue de médecine,* 1882, p. 492.

(9) GIRAUDEAU. *Revue de médecine,* 1883, p. 973.

dans quelques états pathologiques, étrangers en apparence
au système nerveux, mais qui s'y rattachent étroitement par
certaines complications. Nous voulons parler des accès comateux ou convulsifs de l'urémie, dont l'apparition est souvent
signalée, au lieu de l'hypothermie habituelle à cet état morbide, par une hyperthermie très marquée. Les observations
de MM. Guyot (1), Dumont (2), Moussous (3), les travaux
de MM. Chantemesse et Tennesson (4), Bouveret (5), Richar-
dière et Thérèse (6) ont montré que les accidents urémiques
revêtent plus d'une fois un aspect singulièrement comparable
à celui des attaques apoplectiformes. Ce sont les mêmes
troubles cérébraux, parfois accompagnés de symptômes
paralytiques, presque toujours de dépression comateuse, et
coïncidant avec une ascension brusque de la température.
Comme dans les attaques apoplectiformes, celle-ci retombe
au niveau normal lorsque l'accès est terminé; elle continue
au contraire à s'élever lorsque la mort est proche. De part et
d'autre, en un mot, c'est le même tableau clinique. Rarement,
il est vrai, l'autopsie révèle une modification des centres
nerveux capable de rendre compte des symptômes observés
pendant la vie; on ne trouve guère autre chose, en général,
que de l'œdème cérébral plus ou moins localisé. Nous savons
cependant, par un travail de M. Raymond (7), que cette forme
de l'urémie est souvent sous la dépendance de lésions cérébrales anciennes qui sont, au moins dans ces cas particuliers,

(1) *Soc. méd. des hôpitaux*, 1880, p. 251.
(2) *Journal de méd. de Bordeaux*, 1882, p. 226.
(3) *France méd.*, 1885, p. 509.
(4) *Rev. de médecine*, 1885, p. 935.
(5) *Lyon médical*, 1889, p. 75.
(6) *Rev. de médecine*, 1891, p. 991.
(7) *Rev. de médecine*, 1885, p. 705.

la condition des troubles nerveux dont les symptômes que nous venons d'énumérer affirment l'existence. Entre certains accès comateux de l'urémie et les attaques apoplectiformes des affections cérébrales chroniques, la ressemblance est donc évidente, non seulement au point de vue clinique, mais encore au point de vue anatomique.

En résumé, si toutes les lésions cérébrales ne donnent pas nécessairement lieu à une modification de la température interne, toutes cependant sont susceptibles de la déterminer. Sans doute l'apparition de cette dernière ne semble pas toujours immédiate, mais il est permis de dire qu'elle est toujours imminente. Tôt ou tard, en effet, la lésion cérébrale peut être le point de départ d'une perturbation fonctionnelle des centres nerveux, le plus souvent traduite par l'état apoplectique ou apoplectiforme, et capable de retentir profondément sur la régulation thermique. C'est cette perturbation fonctionnelle, très analogue en somme à celle qui constitue les accès épileptiques ou épileptiformes, que M. Bouchard (1) a proposé de désigner sous le nom générique d'état de mal.

(1) Cours de 1893.

CHAPITRE III

Lésions cérébrales traumatiques.

Entre les lésions cérébrales spontanées, telles que l'hémorrhagie ou le ramollissement, et les lésions cérébrales traumatiques résultant d'un choc extérieur, il y a une ressemblance clinique évidente et qui appelle la comparaison. Ce sont, en effet, presque les mêmes symptômes : coma, convulsions, paralysie, stertor ; si bien que, dans certains cas complexes, on a pu hésiter sur le diagnostic et se demander, en présence d'un malade gisant sans connaissance, si l'attaque d'apoplexie a précédé et déterminé la chute ou si, au contraire, le traumatisme cérébral produit par une chute accidentelle n'est pas la cause de l'état apoplectique. Il est même possible, à la rigueur, que l'autopsie ne permette pas toujours d'éliminer, d'une façon absolue, l'une ou l'autre des deux hypothèses. En tout cas, l'analogie clinique conduit à rechercher si, entre autres symptômes, on n'observe pas, dans les traumatismes cérébraux, les mêmes modifications de température que dans l'hémorrhagie cérébrale.

Une courte observation de Billroth (1), publiée il y a une trentaine d'années, semblait bien faite pour l'indiquer. Il s'agit d'un cas de fissure du crâne, accompagnée de contusion cérébrale et suivie de mort au bout de vingt-quatre heures ;

(1) Beobachtungs-studien über Wundfieber. *Langenbeck's Arch.*, 1862, t. I, p. 325.

dans l'intervalle, malgré l'absence de plaie extérieure, la température était montée d'une façon continue jusqu'à 40°,9. Toutefois cette observation ne permettait, à elle seule, aucune déduction générale, et Billroth lui-même, ayant observé deux autres faits du même ordre sans élévation thermique, reconnaît qu'il est difficile, en raison des conditions complexes d'un traumatisme cérébral, de dire exactement quelle peut être son influence sur la température. Un peu plus tard, M. Charcot (1), d'une façon incidente, il est vrai, mais explicite, compare les effets thermiques des traumatismes nerveux à ceux de l'hémorrhagie cérébrale et des attaques apoplectiformes. Plus récemment enfin, M. Duret (2), dans ses études expérimentales sur les traumatismes cérébraux, signale un certain nombre de faits qui nous intéressent. Chez la plupart des animaux en expérience il a observé, au point de vue de la température, trois phases successives : la première, très courte, est toujours marquée par une brusque élévation qui égale 41° ou 42° à la suite de chocs graves, 39° ou 40° à la suite de chocs plus légers ; la seconde phase, qui survient de cinq à quinze minutes après le traumatisme, est caractérisée par un abaissement rapide de la température au-dessous de la normale, jusqu'à 34° quelquefois ; vingt-quatre heures plus tard environ, la colonne thermométrique s'élève de nouveau, c'est alors la troisième phase, phase inflammatoire pour M. Duret. L'auteur rappelle à ce propos les recherches de M. Charcot sur les modifications de la température dans les attaques d'apoplexie liées à l'hémorrhagie cérébrale, et conclut que les traumatismes s'accompagnent à peu près des mêmes phénomènes.

(1) *Leçons sur les maladies des vieillards,* p. 275.
(2) *Études expérimentales sur les traumatismes cérébraux.* Th. Paris, 1878, p. 90.

La brusque ascension du début, d'ailleurs fugitive dans sa durée, serait en effet la seule différence notable.

Quant aux traités classiques, même récents, ils nous renseignent peu sur la question. Ils indiquent bien que la compression cérébrale est ordinairement suivie d'hypothermie ; mais ils attribuent toute élévation de température, survenant après une commotion ou une contusion, à l'apparition d'une complication inflammatoire, c'est-à-dire d'une méningo-encéphalite. En dehors de ces cas, l'absence de réaction thermique est considérée comme la règle.

Cependant un grand nombre d'observations, publiées depuis celle de Billroth, indiquent nettement que l'hyperthermie est loin d'être un symptôme exceptionnel, après les traumatismes du cerveau. En effet, nous avons pu en réunir 31 cas, empruntés à différents auteurs, et choisis parmi les plus démonstratifs. On peut les diviser en différents groupes, suivant la forme générale de leur courbe thermique.

Dans quelques-uns d'entre eux, cette dernière est assez comparable à la courbe ordinaire de l'hémorrhagie cérébrale. Nous rapportons ici, à titre d'exemple, l'observation suivante (1) :

OBSERVATION 2 (inédite). — D..., âgé de 42 ans, entre le 13 mai 1887, à l'hôpital Laënnec, dans le service de M. Nicaise, suppléé par M. Kirmisson. Il vient de faire une chute dans les chantiers du Bon Marché, d'une hauteur de 3 mètres. Il a rendu un peu de sang par la bouche, et on trouve des caillots dans les narines. Coma, résolution des quatre membres. T. 36°,8.

Dans l'après-midi, T. 38°,4. On constate de la contracture du

____

(1) Due à l'obligeance de M. KIRMISSON. — Recueillie par M. EDGARD CHEVALIER.

côté droit, et surtout une parésie très accentuée du bras gauche qui reste immobile, bien que le malade soit un peu agité. Paralysie faciale gauche, la joue de ce côté est soulevée dans l'expiration. Cependant il n'y a pas de point spécialement douloureux sur le crâne, ni trace de déformation. Pas d'écoulement sanguin par l'oreille, pas d'ecchymose conjonctivale. A gauche, on trouve sur la face des traces de contusion assez forte. Pupille gauche un peu dilatée.

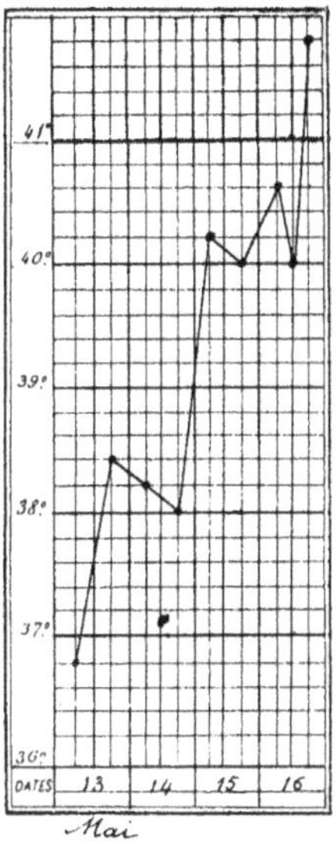

Dans la nuit, le malade semble avoir pu comprendre ce qu'on lui demande, et il ébauche une réponse.

Le 14. Même état général, coma persistant. On constate toujours la paralysie du bras gauche, et la jambe du même côté est parésiée. T. 38º,2 (matin); 38º (soir).

Le 15. Aucune amélioration. La parésie de la jambe gauche s'est accentuée. Les réflexes sont très atténués à gauche. T. 40º,2.

En présence de l'hémiplégie gauche persistante, on se décide à trépaner.

Incision sur une ligne partant à 7 cent. au-dessus de l'apophyse orbitaire droite externe, et allant obliquement jusqu'à 5 cent. du plan auriculo-bregmatique. Le crâne dénudé, on ne découvre pas trace de fêlure. Trois couronnes de trépan sont appliquées dans la partie inférieure de la ligne opératoire. On ouvre la dure-mère, sans trouver de caillots.

Le soir, T. 40º.

Le 16. Pas d'amélioration. Deux nouvelles couronnes de trépan sont appliquées à la partie supérieure de la plaie osseuse ; on enlève un petit caillot.

T. 40º,6 (avant l'opération) ; 40º,1 (après l'opération).

L'état du malade reste toujours identique. T. 41º,8 (le soir). Mort à 7 heures.

Autopsie. — A gauche, petite ecchymose du cuir chevelu, au niveau de la bosse pariétale. A droite, il existe entre la dure-mère et l'os, au-dessus du niveau de la ligne du trépan, un petit caillot.

Sous la dure-mère, on trouve un épanchement sanguin dans toute la partie supérieure de l'hémisphère droit, partant de l'extrémité antérieure du lobe frontal et s'étendant jusqu'à la partie antérieure du lobe occipital, recouvrant le lobe pariétal et, en bas, une partie du lobe sphénoïdal. La couche de sang est très mince. A gauche, sur la base du crâne, on constate une fêlure sur les grandes ailes du sphénoïde. L'arcade zygomatique est fracturée en deux points.

Cerveau. — En aucun point on ne trouve trace de méningite.

Hémisphère droit. — Le pied des deux premières circonvolutions frontales droites est affaissé. Le point sur lequel a porté la trépanation a été déterminé par le procédé des fiches de Broca, enfoncées à la limite de la perte de substance osseuse. On découvre ainsi un espace cérébral, commençant en bas au pied de la scissure de Rolando, remontant le long de cette scissure dans une étendue de 3 cent. 1/2 environ, puis déviant en arrière pour atteindre la scissure parallèle à la scissure de Rolando, et la circonvolution pariétale ascendante, dans son tiers inférieur. L'espace ainsi délimité est légèrement oblique en haut et en arrière. Son extrémité supérieure est distante de 5 cent. de la scissure interhémisphérique ; sa partie postérieure est à 10 cent. de la pointe du lobe occipital, et son extrémité antérieure à 10 cent. de la corne frontale. A part la teinte ecchymotique de la première circonvolution pariétale et du lobule paracentral, la surface du cerveau est saine. Au-dessous de la pie-mère, dans les sillons répondant aux deux premières frontales, on trouve quelques petits caillots. Quelques caillots également sous la pie-mère répondant au lobe occipital. Petite hémorrhagie dans les piliers antérieurs du trigone et à la partie antéro-supérieure des pédoncules.

Pas d'épanchement dans le ventricule latéral. Foyer hémorrhagique dans l'extrémité antérieure du corps calleux. Rien dans le ventricule latéral gauche. Rien au bulbe.

Dans cette observation, la courbe thermique, très exactement notée, est sensiblement analogue à celle de l'hémorrhagie cérébrale. On peut y distinguer, en effet, trois périodes : une première période d'abaissement, très courte sans doute, mais encore assez marquée au moment de l'entrée du malade, puisque le thermomètre indiquait 36°,8 ; une seconde période, presque aussitôt dessinée, au cours de laquelle la température se relève rapidement, atteint en huit ou dix heures 38°,4, et ne dépasse pas ce niveau pendant les vingt-quatre heures suivantes ; une période terminale, débutant trente-six heures environ avant la mort, et caractérisée par une brusque ascension de la courbe thermique à 40°,2, puis 40°,6, enfin 41°,8.

Nous rapportons plus loin un certain nombre de faits comparables à celui-ci (obs. 14 à 22). Comme l'observation précédente, les observations 14, 15 et 16 (1), où la température a été prise peu de temps après l'accident, présentent une période d'abaissement primitif. Dans les six observations suivantes, il est vrai, la température des premières heures n'est pas indiquée, mais la courbe thermique, à partir du moment où elle est notée jusqu'à la mort du malade, reproduit, dans une certaine mesure (2), le type que nous connaissons. En résumé, tous ces cas ne font que confirmer le rapprochement déjà établi entre les lésions traumatiques et les lésions spontanées, au point de vue des oscillations qu'elles impriment à la température.

Ce fait général hors de conteste, il reste à étudier ses diverses modalités. A côté du premier groupe d'observations,

(1) Dans cette observation, l'oscillation réactionnelle de la seconde période s'est élevée à 40°.

(2) Assez souvent la période stationnaire est remplacée par une période d'ascension lente.

il en est d'autres (obs. 23 à 33) dans lesquelles, au lieu de
l'abaissement primitif, on a constaté une rapide ascension de la
température, survenant presque aussitôt après le traumatisme.
Ce phénomène, dont nous avons déjà parlé à propos de l'hémorrhagie cérébrale, est sans doute l'analogue de la brusque
élévation thermique observée par M. Duret à la suite des
traumatismes expérimentaux. Il en diffère cependant par sa
durée beaucoup plus longue ; au lieu de disparaître au bout de
quelques minutes, il persiste en effet pendant quelques heures.
Tantôt, comme dans l'hémorrhagie cérébrale, il précède la mort
à brève échéance (obs. 27 à 33) ; tantôt, au contraire, il n'annonce pas la terminaison fatale immédiate, et la température ne
tarde pas à revenir à la normale, jusqu'au début de la période
préagonique (obs. 23 et 24) (1). Enfin, dans certains cas, la
mort est non seulement différée de quelques jours, mais encore
la guérison n'est pas impossible. Voici une observation (2)
qui nous semble le démontrer.

OBSERVATION 3 (inédite). — Le 7 août 1892, pendant les dernières
manœuvres alpines, on vient nous chercher pour aller voir un chas-
seur qui était tombé par une trappe d'escalier d'une hauteur de trois
mètres environ. Sa chute avait eu lieu pendant la nuit et n'avait été
remarquée par aucun de ses camarades ; au moment du réveil, il avait
été trouvé sans connaissance. A notre arrivée, le malade était dans
le coma, les membres en résolution, la respiration stertoreuse. Le
facies très pâle présentait plusieurs ecchymoses, l'une au niveau de
la tempe, l'autre à l'angle de la mâchoire. Les pupilles étaient inégales
et, en relevant la paupière gauche, on pouvait voir une ecchymose

(1) Dans l'observation 23, comme dans quelques autres, l'hyperthermie s'est
produite en l'absence de tout phénomène comateux.

(2) Recueillie par notre collègue DEMANTKÉ, qui a bien voulu nous la com-
muniquer.

sous-conjonctivale peu étendue. L'oreille gauche était décollée sur une longueur de deux ou trois centimètres. Il n'y avait pas de fracture de la mâchoire inférieure ni des membres, rien d'anormal à l'examen de la colonne vertébrale, rien non plus du côté du bassin. Sur le lieu de l'accident, on ne découvrit aucune trace d'écoulement sanguin ; cependant un des camarades du malade nous affirmait avoir constaté l'issue d'un liquide séreux par le nez. Pas d'épistaxis, ni d'otorrhagie. Au bout d'une heure environ, le malade reprend connaissance. Il se plaint de vives douleurs de tête, et porte fréquemment la main à son front. Bientôt il est pris de vomissements abondants se faisant sans efforts ; ils sont alimentaires et ne renferment pas de sang. L'inégalité des pupilles persiste. Il n'y a pas de déviation de la face, et on ne constate aucun trouble ni de la motilité, ni de la sensibilité. De temps en temps il se produit un petit tremblement occupant tout le corps, mais qui cesse bientôt. Pas de délire, ni de convulsions. Le malade répond difficilement aux questions qui lui sont posées. Il n'a d'ailleurs aucun souvenir de l'accident et ne sait dans quelles conditions il s'est produit.

La température prise à six heures du matin, trois heures environ après la chute, est de 39°. Pouls rapide. Respiration bruyante.

Le malade est mis dans le repos le plus complet, à l'abri de la lumière qu'il ne peut supporter. Révulsion sur les membres inférieurs, vessie de glace sur la tête. La plaie de l'oreille avait été désinfectée soigneusement peu de temps après l'accident, et suturée avec trois fils d'argent. Pansement phéniqué.

A midi, légère bouffissure de la face. Céphalalgie toujours violente. La température prise sous l'aisselle est de 40°,2. A l'auscultation, rien du côté du poumon ni du cœur. La respiration reste bruyante.

A une heure, T. A. 40°. Le malade dort depuis le matin. Sommeil interrompu par quelques gémissements. Abdomen rétracté. Vessie un peu distendue. A cinq heures, T. A. 39°,6. P. 100.

Le malade prend un peu de lait qui est bien supporté.

Le 8. La nuit a été bonne, sans agitation. La céphalalgie a beaucoup diminué. A son réveil, le malade rend des urines abondantes, foncées et non albumineuses. Il paraît tiré de sa somnolence, mais il a l'air hébété et répond toujours péniblement aux questions qui lui sont posées.

La recherche de ses antécédents personnels nous apprend qu'il n'est pas alcoolique et qu'on ne peut attribuer sa chute à un excès. Il n'a jamais eu de fièvre intermittente. Il n'aurait pas eu non plus de crises d'épilepsie.

Le pansement est renouvelé. Les points de suture sont en bon état. Toujours rien du côté de la poitrine ; la respiration est normale et les battements du cœur sont réguliers.

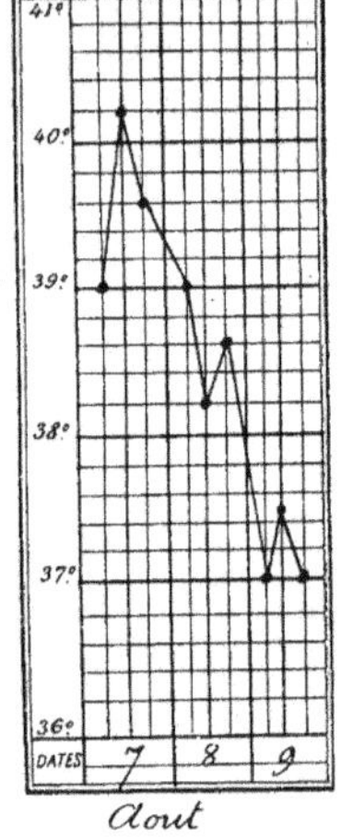

A 1 heure, T. A. 38°,6. Constipation depuis la veille. Purgatif, sulfate de soude, 30 grammes.

A 5 h. 1/2, T. A. 38°.

A 9 h., T. A. 37°,5.

Le 9. Pendant la nuit, l'infirmier qui ne quitte pas le malade n'a constaté ni agitation, ni gémissements.

A 4 h. du matin, T. A. 37°,3.

A 7 h. du matin, T. A. 37°. Le purgatif n'ayant donné aucun résultat, même prescription que la veille.

A midi, T. A. 37°,5.

A 5 h. 1/2, T. A. 36°,9.

A 8 h., T. A. 37°. Selles abondantes. L'alimentation par le lait et le bouillon a été bien supportée. Plus de somnolence et moins de céphalalgie. L'ecchymose sous-conjonctivale a disparu.

Le 10. On retire les fils de la plaie. Cicatrisation complète.

Le 11. Le malade, toujours abattu, est renvoyé à l'infirmerie du bataillon. A la fin des manœuvres, son état est excellent. Aucun trouble ni de la sensibilité, ni de la motilité.

Dans cette observation, l'élévation de température a été très accentuée et relativement durable. Trois heures après la chute, le thermomètre marquait 39° ; neuf heures après, 40°,2 ;

enfin vingt-quatre heures plus tard, il indiquait 39°. Peut-être se demandera-t-on si le diagnostic de traumatisme cérébral est, dans ce cas, absolument légitime. En effet, si l'existence possible d'une affection viscérale, préalable ou concomitante, est mise hors de cause par l'examen direct du malade autant que par l'évolution des symptômes, il reste encore l'hypothèse d'un accès épileptique ou d'une attaque apoplectiforme. Mais il s'agit d'un homme jusque-là bien portant, sans tare nerveuse apparente, et chez lequel, à coup sûr, de tels accidents se manifestaient pour la première fois. D'autre part, l'absence de mouvements convulsifs pendant toute la durée de l'observation, la persistance de l'élévation thermique au delà de la période comateuse, la non constatation de troubles moteurs ou sensitifs consécutifs, le rétablissement ultérieur complet de la santé du malade, tout concourt à exclure l'influence d'une affection nerveuse antérieure, plus ou moins récente. Si l'on ajoute enfin que les phénomènes ont débuté à la suite d'une chute de trois mètres de hauteur, on sera forcé d'accepter, en résumé, le diagnostic de commotion cérébrale.

Nous trouvons d'ailleurs, dans les observations 25 et 26, des faits à peu près comparables à celui-là, et servant à montrer que la rapide apparition d'une élévation thermique après un traumatisme du cerveau n'annonce pas toujours une mort fatale (1). Dans la seconde partie de ce travail, nous verrons en outre que ce fait reçoit une confirmation absolue des recherches expérimentales entreprises sur les animaux.

A l'appui de ces constatations cliniques déjà anciennes, mais encore peu étudiées, il convient de rappeler les observations bien

---

(1) Dans l'obs. 26 la guérison n'a cependant pas été définitive, le malade étant mort un mois après l'accident, à la suite d'une méningo-encéphalite tardive.

connues de traumatismes médullaires, au cours desquels les
élévations thermiques succédant aux lésions des centres nerveux ont été signalées tout d'abord. Nous avons déjà mentionné,
dans le premier chapitre, les cas rapportés par Brodie, Billroth, Simon, Quincke. Ceux de Frerichs (1), de Weber (2), de
Fischer (3), de Nieden (4) ne sont pas moins démonstratifs.
Tous ces auteurs ont noté, à la suite de fractures ou de luxa-
tions du rachis accompagnées de lésions médullaires, des
élévations de température dépassant 42° et 43°. Ces observations sont aujourd'hui classiques. Tout aussi probantes, bien
que moins souvent citées, sont celles de MM. Rendu (5) et
Churchill (6). Dans l'une, le thermomètre marquait à l'aisselle
39°,8, cinq ou six heures seulement après le traumatisme
médullaire; dans l'autre, la température s'élevait le jour même
de l'accident à 40°. Nous y ajouterons encore un certain nombre
d'observations plus récentes, et qui comportent les mêmes
enseignements (obs. 43 à 54).

Ces hautes températures consécutives aux écrasements ou
aux contusions de la moelle, et en particulier de la moelle cervicale, sont tout à fait comparables à celles que nous avons
étudiées à la suite des lésions du cerveau. Parfois on constate
d'abord une première période d'hypothermie, suivie d'une
seconde période d'hyperthermie. Mais le plus souvent, peut-
être, une seule de ces deux périodes se montre exclusivement.

(1) Cité par NAUNYN et QUINCKE. *Reichert's und du Bois-Reymond's Arch.*,
1869, p. 175.

(2) *Transact. of the clin. Society*, t. I, 1868.

(3) *Centralblatt f. die med. Wissenschaften*, 1869, p. 259.

(4) *Berlin klin. Wochenschr.*, 1878, p. 742.

(5) *Arch. génér. de Médecine*, 1869, t. II, p. 286.

(6) *St-Thomas Hospital Reports*, t. I (cité par HUTCHINSON, voir *Arch. g. de
méd.*, 1875, vol. II, p. 430).

Depuis longtemps, M. Brown-Séquard (1) a attiré l'attention sur ces deux réactions inverses et a tenté de les expliquer en admettant, lorsqu'il y a hyperthermie, une paralysie de la moelle suivie d'asphyxie, et, lorsqu'il y a hypothermie, une excitation du même organe suivie de syncope.

Quoi qu'il en soit, et pour nous en tenir simplement aux lésions encéphaliques, nous croyons que l'ensemble des faits dont nous venons d'esquisser l'étude autorise les conclusions suivantes :

Les traumatismes cérébraux peuvent être suivis, assez fréquemment, d'une hyperthermie plus ou moins accentuée ; celle-ci se manifeste, soit après une période d'abaissement primitif, en général beaucoup plus courte que dans l'hémorrhagie cérébrale, soit d'emblée, c'est-à-dire assez tôt pour que l'abaissement primitif, s'il se produit, passe inaperçu ; l'hyperthermie ne se montre pas seulement à la période terminale, elle peut au contraire la précéder parfois de plusieurs jours ; elle apparaît même parfois en dehors de l'état comateux.

Au point de vue du *diagnostic*, la constatation d'une élévation de température, au moins lorsqu'elle a lieu dès les premières heures qui suivent le traumatisme crânien, est un signe très probable de lésion cérébrale.

Elle a donc une réelle importance au point de vue du *pronostic*, bien qu'elle n'implique pas toujours un dénouement fatal (2).

(1) *Dublin quartely Journal of medical science,* 1865, p. 421.

(2) D'après M. BATTLE, dont l'important mémoire est le seul travail clinique que nous connaissions sur le sujet (Lectures on some points relating to injuries to the head. *The Lancet,* 1890, t. II, p. 1, 57 et 107), il faudrait admettre que l'élévation de température se produit seulement lorsqu'il y a une lésion de la face inférieure du cerveau. Cependant, en lisant les observations que nous rapportons plus loin, on

CHAPITRE IV

Valeur sémiologique de l'hyperthermie consécutive aux lésions cérébrales.

Les observations que nous venons de mentionner s'accordent toutes à présenter l'hyperthermie comme une conséquence fréquente des lésions cérébrales. Elles nous montrent, de plus, que celle-ci n'est pas seulement un accident lointain, survenant dans la période préagonique, mais qu'elle peut être aussi une manifestation précoce, marquant le début de la scène morbide. Or ce rapport de succession, établi d'une façon si évidente, nous autorise-t-il à conclure en faveur de l'origine nerveuse de l'hyperthermie ? Voilà le point qui reste à examiner.

Cliniquement, on peut dire que le symptôme hyperthermie suppose le syndrome fièvre. Il en constitue, à lui seul, la caractéristique nécessaire et l'expression suffisante. Que les autres phénomènes, témoins ordinaires de l'état fébrile, soient ou ne soient pas constatés, c'est toujours le thermomètre qui, en somme, juge la question. Dans le cas particulier, d'ailleurs, ces témoins ne font pas défaut. Il y a, la plupart du temps, accélération du pouls et de la respiration, et les recherches

verra que l'hyperthermie apparaît souvent alors même que la lésion cérébrale occupe d'autres régions. On peut consulter aussi, à ce sujet, une leçon de M. Horsley (On craniectomy in microcephaly; *The British medical Journal,* 12 septembre 1891, p. 579-580).

Dans la seconde partie de notre travail, nous pourrons d'ailleurs aborder expérimentalement, d'une façon plus précise, cette question des localisations.

de MM. Charcot et Bouchard (1) ont permis naguère, au moins
chez les apoplectiques, de constater une augmentation de la
quantité d'urée excrétée. On doit donc conclure que l'hyperthermie consécutive aux lésions cérébrales n'est pas, au point
de vue clinique, différenciable de la fièvre. Aussi, avant
d'admettre que la lésion nerveuse en est la seule cause
efficiente, sommes-nous tenu de démontrer que l'infection ou
l'intoxication n'ont rien à y revendiquer de leur part habituelle.

En effet, une lésion des centres nerveux, comme toute lésion
d'organe, peut être localement le point de départ ou la porte
d'entrée d'éléments septiques ; elle peut aussi, en raison
de son siège, agir sur l'organisme tout entier dont elle diminue
les moyens de résistance par les perturbations fonctionnelles
auxquelles elle donne naissance. Ici, on le sait, la lésion locale
est multiple. Elle existe non seulement dans le cerveau, mais
encore dans les viscères. D'abord mises en lumière par
M. Charcot (2) et par M. Brown-Sequard (3), les complications viscérales qui succèdent aux lésions du cerveau ont été
étudiées ensuite par M. Ollivier (4) et par M. Baréty (5). Chez
l'homme, comme chez l'animal, les plus fréquentes sont des
altérations vasculaires, congestion ou hémorrhagie, siégeant
surtout dans les poumons, et, presque à égale fréquence,

(1) *C. R. de la Soc. de Biologie*, 1871, p. 6 et 7.
(2) *C. R. de la Soc. de Biologie*, 1868, p. 213.
(3) *C. R. de la Soc. de Biologie*, 1870, p. 116 ; 1871, p. 101. *The Lancet*, 1871,
t. I, p. 6.
(4) *C. R. de la Soc. de Biologie*, 1873, p. 271, et *Archives gén. de Méd.*, 1873,
t. II p. 167.
(5) *C. R. de la Soc. de Biologie*, 1873, p. 278, et p. 137 (mémoires). Voy. aussi :
NAVARRE. Th. 1876 ; PINEL. Th. 1876 ; NAU. Th. 1877, etc.

dans le foie, les reins, la rate, la muqueuse gastrique. Elles sont la conséquence, pour ainsi dire immédiate, des altérations des centres nerveux, auxquelles elles font suite à échéance bien plus rapide encore que les troubles trophiques, eschares fessière ou sacrée, observés dans les mêmes circonstances. Ont-elles une influence sur l'apparition des phénomènes fébriles, c'est-à-dire sur l'hyperthermie ?

Si l'on examine ces complications en elles-mêmes, dégagées des liens qui les unissent aux lésions cérébrales, on ne saurait leur attribuer, semble-t-il, aucune action directe sur la température. Elles se rencontrent en effet chez d'autres malades, aussi accentuées et quelquefois davantage, sans donner lieu à aucune réaction thermique. Les hémorrhagies pulmonaires des cardiaques, les gastrorrhagies dues aux ulcères et aux cancers de l'estomac, les épanchements sanguins du foie ou du rein consécutifs à certains traumatismes ne sont pas accompagnés d'élévation de température. Lorsque la fièvre se produit, elle est toujours tardive et résulte alors d'une inflammation secondaire déterminée accidentellement, après un temps variable, autour de la lésion primitive. Celle-ci n'est donc pas, par elle-même, la cause des phénomènes fébriles qui, s'ils se montrent, s'expliquent toujours par une complication surajoutée.

Mais peut-être ces complications, relativement rares chez les malades précédents, sont-elles plus fréquentes chez les apoplectiques. Sans doute il arrive assez souvent de trouver, à l'autopsie de ces derniers, des noyaux de broncho-pneumonie, quelquefois non diagnostiqués pendant la vie. Il s'agit là, comme tout à l'heure, d'une infection secondaire, comparable à celle qui a lieu, par exemple, lorsqu'une eschare cutanée s'est ouverte et devient un foyer de suppuration. L'infection se développe d'autant plus facilement, on ne peut le nier, que l'état général du malade est plus grave, et que son système nerveux en particulier se trouve compromis dans son intégrité. Mais plus d'une fois la mort survient avant la complication, et cependant l'ascension thermique n'en est pas moins prononcée. Pour faire de l'hyperthermie une manifestation de l'infection ou de l'intoxication secondaires, il faudrait donc admettre que celles-ci peuvent se produire sans qu'il y ait d'autres lésions viscérales que les troubles vasculaires immédiats. Or si ces lésions viscérales n'ont pas d'influence sur la température lorsqu'elles succèdent aux affections cardiaques ou gastriques, en ont-elles davantage lorsqu'elles sont consécutives aux lésions cérébrales ?

La clinique nous répond nettement que leur présence ou leur absence n'influe pas d'une manière appréciable sur la courbe thermique habituelle des apoplectiques. Il est facile de s'en convaincre en examinant seulement les observations d'hémorrhagie cérébrale que nous rapportons à la fin de ce chapitre, encore que celles-ci n'aient pas été choisies pour le démontrer. Dans huit d'entre elles, l'état des viscères a été étudié à l'autopsie ; cinq fois l'examen a révélé l'existence d'altérations vasculaires : apoplexie pulmonaire (obs. 9), congestion pulmonaire (obs. 11, 12, 13 et 13 *bis*) ; trois fois au contraire l'examen a été négatif (obs. 6, 7 et 10). Cependant, dans l'une et dans l'autre série de faits, les élévations thermiques observées avant la mort sont absolument comparables. L'élévation la plus rapide appartient même à une observation de la seconde série (obs. 6). Ces faits paraissent démonstratifs.

Plusieurs autres viennent encore les appuyer qui montrent, d'une part, une lésion viscérale dûment constatée à l'autopsie, et, d'autre part, une élévation thermique bien moins accentuée que précédemment. Voici par exemple deux observations de M. Ollivier (1) où, bien qu'il ne s'occupe pas spécialement des modifications de la température, celles-ci se trouvent notées à plusieurs reprises. Il s'agit de deux malades atteints d'hémorrhagie ventriculaire. Le premier survit environ trente-six heures à son attaque, et sa température ne s'élève au-dessus de la normale, c'est-à-dire à 39° seulement, que deux heures avant la mort ; à l'autopsie, on trouve les deux poumons congestionnés et plusieurs foyers apoplectiques dans le rein droit. Le second malade survit une douzaine de jours ; deux jours avant la mort, sa température n'a pas encore dépassé 37°,6 ; l'autopsie révèle cependant une congestion intense du poumon droit, et trois foyers d'apoplexie dans le même organe. Or ces lésions, nous le savons, se produisent presque immédiatement après l'hémorrhagie cérébrale ; elles n'ont donc pas exercé d'influence sur la courbe thermique, puisque celle-ci est restée normale, ou du moins n'a commencé à s'élever que peu de temps avant la mort. Chez un troisième malade (2), les choses se passent de même : à la suite d'une hémiplégie et d'une paralysie faciale droites brusquement apparues, la température subit une légère élévation, quelques heures après, sans dépasser cependant 38°,7 le jour suivant, au moment de la période terminale. A l'examen nécroscopique, on note, outre un ramollissement de la couche optique, de nombreux noyaux d'apoplexie pulmonaire.

(1) *Loc. cit.*, p. 271 (C. R. S. de biolog.), p. 169 (*Arch. gén. de Méd.*).
(2) NAU. Th. 1877, p. 34.

Il serait facile de multiplier les exemples. Nous nous bornerons à rapporter une dernière observation montrant que même une pneumonie ou une broncho-pneumonie pseudolobaire, consécutives à une lésion cérébrale, peuvent n'être suivies parfois que de modifications thermiques insignifiantes.

Observation 4 (inédite) (1). — La nommée B..., âgée de 44 ans, entre à la Salpêtrière, dans le service de M. Joffroy, le 15 décembre 1892. Atteinte d'un carcinome utérin, elle est dans un état de cachexie très prononcé. Le 21 février 1893, elle se réveille ne pouvant presque plus parler. On constate tout d'abord une paralysie faciale inférieure du côté gauche, accompagnée de déviation de la luette et du voile du palais; déglutition très difficile. On note, en outre, une hémiplégie incomplète du même côté. La pression de la main gauche est très faible; le réflexe patellaire gauche est exagéré. Sensibilité normale dans tous ses modes. A l'auscultation on trouve, dans le poumon, une légère diminution du murmure vésiculaire, et, au cœur, un roulement présystolique, suivi d'un souffle au premier temps.

T. R. 37º,6 (matin); 37º,8 (soir). P. 130. R. 28.

Le 22 février, l'hémiplégie ne s'est pas modifiée aux membres, mais la paralysie faciale est moins accentuée. La malade parle plus facilement, et se plaint d'un point de côté à gauche.

T. R. 37º,6 (matin); 37º,8 (soir).

Jusqu'au 2 mars, l'état reste à peu près le même, et la température se maintient entre 37º,2 et 37º,5. Peu à peu, la malade tombe dans un état de torpeur qui s'accentue à partir du 3 mars; elle répond à peine aux questions qu'on lui adresse, et paraît éprouver de vives douleurs dans le côté paralysé. Mort le 7 mars, à cinq heures du matin. La température qui s'est élevée légèrement, la veille de la mort, n'a cependant pas dépassé 38º.

Autopsie. — *Encéphale.* Les artères sont généralement saines. Mais au point de bifurcation d'une des branches de la sylvienne se

(1) Due à l'obligeance de M. Joffroy. Nous n'en donnons qu'un résumé.

rendant à la première temporale, on trouve une oblitération embolique.

Hémisphère droit. — Ramollissement de date récente, occupant la première temporale dans ses deux tiers postérieurs, et le lobule de l'insula dans sa moitié postérieure. Sur la coupe de Flechsig, le ramollissement s'étend en profondeur jusqu'au prolongement postérieur du ventricule latéral, et dans toute l'épaisseur de l'insula. Petit foyer dans la pointe du lobe occipital.

Hémisphère gauche. — Normal.

Poumons. — A droite, emphysème généralisé. A gauche, tout le lobe supérieur est converti en une masse dure qui, à la coupe, présente l'aspect de l'hépatisation grise. Tout le lobe inférieur est splénisé. A la pression, on fait jaillir du muco-pus des orifices des petites bronches.

Cœur. — Petites végétations en forme de chou-fleur sur le bord libre des deux valves de la mitrale.

Utérus. — Cancer du col ayant envahi la partie supérieure du vagin.

Les autres organes ne présentent rien de particulier.

En résumé : cancer de l'utérus, endocardite végétante, embolie cérébrale, ramollissement de la première circonvolution temporale, pneumonie et broncho-pneumonie, mort. Bien que la température ait été soigneusement notée, on n'a observé pour ainsi dire aucune réaction fébrile.

Des observations du même genre sont rapportées dans le travail de Erb (1), et celui-ci en conclut même que l'hyperthermie terminale des affections nerveuses fait presque toujours défaut lorsqu'il existe une complication pulmonaire grave. L'hématose étant en effet diminuée, il y aurait par suite un ralentissement des oxydations interstitielles, c'est-à-dire de la production de chaleur.

Sans accepter cette opinion comme toujours valable, puis-

(1) *Loc. cit.,* p. 194.

G.

qu'il existe des faits contraires, on doit au moins reconnaître que l'hyperthermie consécutive aux lésions cérébrales ne dépend que rarement d'une complication telle que la broncho-pneumonie, et encore plus rarement, sinon jamais, d'une complication vasculaire immédiate. C'est donc aux lésions cérébrales elles-mêmes qu'il faut demander compte des phénomènes observés.

Mais, ici encore, il importe d'examiner le rôle possible de l'infection ou de l'intoxication. Lorsque l'hyperthermie apparaît à la suite d'un traumatisme crânien, la plupart des auteurs classiques l'attribuent, nous l'avons vu, à une méningo-encéphalite secondaire. Sans doute, celle-ci a une influence réelle, dans certains cas, sur les symptômes fébriles qui, au bout de quelques jours, peuvent succéder aux plaies du cerveau. Cependant faut-il admettre qu'elle en est toujours la condition nécessaire ? Au cours du plus grand nombre des affections cérébrales spontanées, les mêmes symptômes se produisent, et presque jamais l'intervention de la méningo-encéphalite n'a pu être démontrée. Dans les attaques apoplectiformes, qui surviennent le plus souvent à la suite de lésions anciennes, on a insisté depuis longtemps sur l'absence d'altérations inflammatoires récentes. Dans les attaques apoplectiques proprement dites, pareilles constatations ont été faites. Non seulement on est revenu de l'opinion, soutenue jadis par Rochoux, qui considérait toute hémorrhagie cérébrale comme la conséquence d'un ramollissement inflammatoire (ramollissement hémorrhagipare), mais encore on a déterminé et restreint la part de l'encéphalite secondaire. M. Charcot (1) ne l'a jamais

(1) *C. R. de la Soc. de Biologie,* 1871, p. 102 et 103.

rencontrée dans les cas étudiés par lui. M. Bouchard (1) n'en a observé quelque trace que chez des sujets morts trois ou quatre jours au moins après l'attaque. M. Hayem (2) admet bien l'existence d'un travail inflammatoire autour de la plupart des lésions cérébrales, mais c'est un travail lent et progressif qui, au lieu d'aboutir à la suppuration, amène la guérison ; aussi le désigne-t-il sous le nom d'encéphalite cicatricielle. Pour MM. Cornil et Ranvier (3) enfin, si le malade ne meurt pas dans les premiers jours qui suivent l'hémorrhagie cérébrale, la paroi du foyer se régularise et il se fait peu à peu une abondante formation de tissu conjonctif dont le terme ultime est une cicatrice fibreuse. En résumé, la zone d'encéphalite formée autour des foyers hémorrhagiques est toujours circonscrite ; c'est une réaction inflammatoire, sans doute, mais non infectieuse, représentant le premier stade de la réparation des tissus lésés. Cette inflammation se produit pareillement autour de toute plaie, même aseptique et réunie par première intention, sans donner lieu à aucun mouvement fébrile. On ne saurait donc lui attribuer l'hyperthermie si accentuée qui précède et annonce la mort après l'hémorrhagie cérébrale.

Ce qui est vrai pour les lésions spontanées l'est aussi, on n'en peut douter, pour les lésions traumatiques. Plus d'une fois du reste, malgré l'élévation thermique observée pendant la vie, l'examen nécroscopique a permis de constater directement l'absence de toute méningo-encéphalite (obs. 2, 14, 18, etc.). Dans deux faits analogues de traumatismes médullaires accompagnés de fièvre (obs. 43 et 44), l'examen histologique nous

(1) *Étude sur quelques points de la pathogénie des hémorrhagies cérébrales.* Th. 1866, p. 22.

(2) *Étude sur les diverses formes d'encéphalite.* Th. 1868, p. 144 et 163.

(3) *Manuel d'histologie pathologique*, t. I, p. 694.

a montré le peu d'intensité de la réaction inflammatoire locale.
Certes, à côté de ces observations, il en est d'autres dans
lesquelles la méningo-encéphalite ou la méningo-myélite sont
manifestes ; il s'agit alors d'infections secondaires, comparables à celles dont les lésions viscérales sont parfois le point
de départ. Mais le fait que l'hyperthermie se produit souvent
en leur absence indique assez qu'elles sont loin d'en être toujours la cause.

Le défaut de réaction inflammatoire n'exclut cependant pas
la possibilité de l'infection. De même que l'inflammation ne
semble pas toujours être de nature infectieuse, de même l'infection peut se propager sans provoquer d'inflammation locale.
On sait d'ailleurs, depuis les travaux de M. Bouchard (1), que
cette dernière n'est souvent qu'un moyen de défense de l'organisme, une barrière élevée par les leucocytes contre les
agents microbiens. L'absence de méningo-encéphalite n'implique donc pas strictement l'absence de septicémie. Mais nous
savons que l'infection est rare à la suite des lésions viscérales,
pulmonaires ou gastriques, bien que le poumon et l'estomac
soient directement en rapport avec les germes infectants. Pour-
rait-elle être plus fréquente, à la suite d'une lésion cérébrale
récente, alors surtout qu'il n'y a pas communication avec le
milieu extérieur ? L'hypothèse paraît peu vraisemblable.

Il faut néanmoins la discuter, en tenant compte de ce fait
que la lésion cérébrale mécanique, due à l'hémorrhagie ou au
traumatisme, est toujours une blessure plus ou moins grave de
la substance nerveuse. A ce titre, les symptômes d'hyperthermie

(1) *Action des produits sécrétés par les microbes pathogènes,* Paris, 1890. Essai
d'une théorie de l'infection. *X^e congrès international,* Berlin, 1890. Examen des
doctrines de l'Inflammation (voir *Les microbes pathogènes,* Paris, 1892, p. 168).

qu'elle détermine sont très comparables à ceux qu'on a décrits, chez certains blessés, sous le nom de fièvre traumatique.

Depuis longtemps les auteurs ont ainsi désigné toute élévation de température survenant, dans un intervalle de vingt-quatre ou trente-six heures environ, après la production d'une plaie chirurgicale ou accidentelle, sans complication locale apparente. La fièvre traumatique est devenue plus rare, à vrai dire, depuis l'avènement de l'antisepsie, ce qui permet de l'attribuer pour une part à une infection atténuée. Mais elle ne semble pas avoir disparu tout entière, puisque des lésions sous-cutanées, telles que les fractures fermées, sont parfois suivies d'une réaction fébrile. A défaut d'un élément infectieux, on a cherché à l'expliquer, dans ces cas, par la résorption d'un élément toxique ; on a invoqué, par exemple, l'action thermogène d'un ferment constitué aux dépens des leucocytes altérés et déterminant la coagulation du sang (fibrin ferment de Schmidt) (1).

Cette opinion ne représente d'ailleurs qu'une des nombreuses variétés de la théorie septicémique, surtout adoptée aujourd'hui pour la fièvre traumatique. On sait en effet que Weber (2) et Billroth (3) ont démontré autrefois, après Gaspard et Magendie (4), que l'inoculation aux animaux des substances épanchées à la surface des plaies détermine des accidents fébriles. Il est facile, par comparaison, de tenter une semblable expérience avec le sang extravasé dans le

(1) *Pflüger's Archiv.*, t. IV, p. 413.
(2) *Deutsch. klin.*, 1864, p. 495 ; 1865, p. 13, 21, 33 et 53.
(3) *Langenbeck's Arch. f. klin. chir.*, t. VI, 1864, p. 322.
(4) Mémoire physiologique sur les maladies purulentes et putrides. GASPARD. *Journal de Magendie*, 1822, p. 1.

cerveau. Il faut cependant tenir compte ici des altérations produites au cours des vingt-quatre heures qui précèdent l'au-topsie, et peut-être capables de susciter à elles seules, chez l'animal inoculé, l'apparition de phénomènes septicémiques. L'expérience est donc plus complexe et, par suite, moins démonstrative que la précédente. Nous l'avons faite néanmoins, pensant qu'elle aurait quelque valeur si elle prouvait l'innocuité de l'épanchement cérébral, au point de vue de la réaction fébrile. Or nous avons constaté, à deux reprises, que le sang et la sérosité d'un foyer hémorrhagique récent n'ont aucune influence sur la température de l'animal auquel on les inocule. Il est donc vraisemblable que leur résorption par la plaie cérébrale n'est pas la cause de l'hyperthermie des apoplectiques.

OBSERVATION 5 (inédite). — La nommée N..., 65 ans, meurt le 20 avril 1893, à la Salpêtrière, salle Cruveilhier (service de M. Charcot), 8 jours après une attaque d'apoplexie. Dans son observation, communiquée par notre ami et collègue P. Londe, nous relevons les points suivants : coma persistant depuis le premier jour ; membres inférieurs en résolution, contracture très légère des membres supérieurs. Pas d'hémiplégie. Urines abondantes, contenant une certaine quantité d'albumine. Le poumon et le cœur sont normaux, à l'auscultation. La courbe de température a été classique ; mais la première constatation thermométrique n'ayant été faite que 24 heures environ après le début des accidents, on n'a pas noté d'abaissement initial. La veille de la mort, la température commence à s'élever, et atteint 38°,2 (le soir). Le lendemain matin, T. R. 39°,6 ; le soir, au moment de la mort, T. R. 41°,2.

L'AUTOPSIE, à laquelle nous avons pu assister, nous a permis de constater, dans l'hémisphère gauche, un noyau hémorrhagique récent, gros comme une forte lentille, situé au centre de la couche optique, et laissant absolument intacts le ventricule latéral correspondant, la capsule interne et le corps strié. Tout le reste de l'encéphale est normal, à l'exception d'une grosse dilatation anévrysmatique du tronc basilaire. Tous les viscères, examinés avec soin, sont sains ; on trouve seulement un peu de congestion de la base des poumons.

Le contenu du foyer hémorrhagique, recueilli à l'aide de pipettes stérilisées, est inoculé, deux heures plus tard, après dilution dans 2 c. c. de bouillon de culture, à deux lapins adultes par injection intra-veineuse (veine de l'oreille).

Température des lapins.

A 1 heure (avant l'inocul.). 39°,3 (lap. **A**) ; 39°,5 (lap. **B**).
A 4 heures............... 39°,6   39°,3
A 6 heures............... 39°,5   39°,3
A 1 heure (le lendemain).. 39°,6   39°,6 (lapins en parf. santé).

Nous avons fait la même expérience dans un autre cas (dû également à l'obligeance de M. Londe), avec les mêmes résultats négatifs. La température terminale du malade avait été aussi élevée que dans l'observation précédente. Quelques gouttes du liquide d'inoculation, ensemencées dans des tubes de bouillon et de gélose, n'ont pas cultivé.

Plus d'une fois, d'ailleurs, l'observation clinique elle-même nous permet d'éliminer avec certitude l'hypothèse d'une infection ou d'une intoxication. Quel que soit, en effet, l'élément septique dont on veuille supposer l'intervention nécessaire, il a toujours besoin d'un certain temps pour la manifester, même après injection directe dans les vaisseaux. Or, plusieurs observations, aussi probantes que des expériences, montrent que la lésion cérébrale, spontanée ou traumatique, peut être suivie d'une élévation de température à peu près immédiate. Un certain nombre des faits réunis à la fin de cette première partie de notre travail en témoignent nettement. Dans un premier groupe, comprenant seulement les hémorrhagies cérébrales, le thermomètre marquait, une heure après l'attaque,

39°,8(obs. 6),38°(obs.7),38°,3(obs.12); — deux heures après l'attaque, 38°,8 (obs. 10), 40°,4 (obs. 11); — de trois à cinq heures après l'attaque, 39°,6 (obs.8), 40°,4(obs.9). Dans le groupe des traumatismes cérébraux, on trouve des modifications thermiques assez analogues : 41°,8 (obs.27) deux heures après le choc ; 39° (obs. 3, p. 53) trois heures après ; enfin 38°,6 (obs.25), 40°,4 (obs.29), 39°,8 (obs.30), 40°,1 (obs.23) quatre ou cinq heures après. Dans ces treize observations, l'hyperthermie a donc été le phénomène primitif, comme dans les attaques apoplectiformes. Si son apparition rapide exclut toute possibilité d'infection ou d'intoxication, on doit en dire autant lorsqu'elle est passagèrement retardée par une courte période d'hypothermie. Il en est ainsi, par exemple, dans l'observation 13, où la température ne commence à dépasser la normale que cinq ou six heures après l'attaque, retard évidemment dû à l'abaissement thermique initial, puisque la courbe s'élève rapidement et atteint, en huit heures, 40°,6.

En résumé, tous ces faits montrent, d'une manière positive, que, dans la production des phénomènes d'hyperthermie que nous étudions, ni l'infection ni l'intoxication n'entrent en jeu. C'est donc au trouble nerveux, consécutif à la lésion cérébro-spinale, qu'il faut attribuer la modification subie par la température centrale. Par suite, cette modification thermique pourrait être considérée comme une fièvre traumatique nerveuse (1), survenant en dehors de toute septicémie. Nous verrons, dans la seconde partie de ce travail, que la physiologie, cherchant à préciser les données cliniques, conduit aux mêmes conclusions.

(1) On sait que l'origine nerveuse de la fièvre traumatique est admise par un certain nombre d'auteurs (voir TERRIER, *Éléments de pathologie chirurgicale générale,* 1887, p. 434).

OBSERVATIONS

Sur les cinquante-quatre observations que nous rapportons, douze seulement sont inédites. Elles sont divisées en trois groupes : hémorrhagies cérébrales, traumatismes cérébraux, traumatismes médullaires. — Le premier groupe ne comprend que quelques cas dans lesquels la température s'est élevée très rapidement après l'attaque d'apoplexie ; ces cas servent à démontrer, pour leur part, que l'hyperthermie est bien la conséquence directe de la lésion nerveuse. Dans le second groupe sont rassemblés tous les faits que nous connaissons d'hyperthermie consécutive à un traumatisme cérébral (en y ajoutant les deux observations relatées dans le troisième chapitre) ; nous avons éliminé ceux qui ont pu être compliqués de méningo-encéphalite. Enfin, dans le troisième groupe, nous avons réuni les faits analogues de traumatismes médullaires.

I. — **Hémorrhagies cérébrales**.

OBSERVATION 6. — *Hémorrhagie de la protubérance et du corps strié. Élévation de la température avant la mort.* — ROSENSTEIN. *Loc. cit.* (voir p. 34).

E.., âgé de 47 ans, cordonnier, est apporté le 4 octobre à l'hôpital sans connaissance. D'après les renseignements donnés par la famille, il a toujours été adonné à l'alcool, mais n'a jamais eu de maladies sérieuses. Étant à son travail, il y a environ une heure, il est tombé brusquement dans l'état où il se trouve au moment de son entrée. Coma profond, pupilles très rétrécies, les extrémités flasques retombent lorsqu'on les soulève. La respiration est irrégulière, ronflante ; les joues s'affaissent fortement à chaque inspiration, et se gonflent à chaque expiration ; écume aux lèvres. La langue est serrée entre les dents ; toute la face a une coloration cyanosée.

P. 112 ; R. 32 ; T. 39°,8.

Aucune trace d'excitation réflexe. Saignée de dix onces ; après la saignée la pupille droite est un peu plus large ; pas de modification des autres symptômes.

Une heure plus tard : P. 108 ; R. 32 ; T. 41°,5.

Peu de temps après, le malade meurt. La température n'est pas prise après la mort.

L'AUTOPSIE, faite treize heures après, montre une légère adhérence de la dure-mère à la paroi interne du crâne et à la superficie des méninges sous-jacentes. Dans le sillon longitudinal, il y a du sang noir non coagulé. Surface des hémisphères pâle, circonvolutions un peu aplaties, sillons bien développés. A la base du cerveau, entre la protubérance et le chiasma, gros caillot noirâtre, comprimant en avant le chiasma, et divisant en arrière la protubérance transformée en une bouillie sanglante. Après lavage, on ne réussit pas à reconnaître les connexions du caillot avec les vaisseaux cérébraux. Dans les ventricules latéraux, on trouve, dans le corps strié gauche, une hémorrhagie de la grosseur d'un pois, pénétrant jusqu'au centre de l'organe ; dans le corps strié droit, à sa partie moyenne, un foyer arrondi, gros comme une noisette. Ce foyer n'occupe pas toute la substance du ganglion. L'écorce et la substance blanche des hémisphères sont très pâles. Le cervelet ne présente rien d'anormal.

Aorte non athéromateuse.

Le ventricule gauche du cœur, abstraction faite du bulbe aortique, mesure 10 cent. de long, 7 de large, et au niveau de la valvule mitrale, 2 cent. 1/2 d'épaisseur. Les valvules sont normales.

Les autres organes, à l'exception du foie qui est gras, ne présentent rien de particulier.

OBSERVATION 7 (résumée). — *Hémiplégie ancienne. Attaque apoplectique. Marche rapidement ascendante de la température. Mort en 21 heures.* — BOURNEVILLE. *Études cliniques*, etc., p. 58.

Hubert, 51 ans, hémiplégique depuis plusieurs années, est prise subitement le 9 août 1866, à 8 heures du soir, d'une attaque apoplectique. Apportée aussitôt à l'infirmerie. P. 120 ; R. 52 ; T. 37º,6. Face déviée à droite ; pupilles égales, de dimensions normales ; globes oculaires dirigés en haut et à droite. Mouvements tétaniformes, pendant une ou deux minutes, tantôt dans le bras droit, tantôt dans les deux bras. Après un court répit, nouvelle attaque.

A 8 h. 35, pupille gauche dilatée ; secousses tétaniformes dans la main et le bras droits, respiration bruyante.

A 9 heures, P. 112 ; T. 38º ; respiration irrégulière, attaques tétaniformes toujours très rapprochées.

A 10 heures, P. 120 ; T. 38º,2 ; pupille gauche dilatée, nystagmus ; la malade sent quand on la pince et remue le bras droit. La jambe droite est chaude, la gauche froide.

A 11 heures, A. 148 ; T. 38º. Les membres droits sont toujours un peu plus chauds que les gauches.

A minuit, P. 162 (régulier) ; T. 39º. Quelques mouvements convulsifs persistent encore.

A 1 heure du matin, T. 40º. — A 2 heures, T. 40º,6. — A 6 heures, T. 40º. — A 10 heures, T. 40º,8.

A 10 h. 1/2, coma absolu, nystagmus très marqué. Le membre supérieur est fléchi au niveau du coude, le pouce est fléchi dans la paume de la main ; les tentatives d'extension donnent naissance à des mouvements tétaniformes. Main droite plus froide que la gauche. Membre supérieur gauche flasque ; soulevé, retombe inerte. Membre inférieur droit rigide, en extension. Membre inférieur gauche flasque.

A 11 heures, P. 108 ; T. 41º.

A 1 heure, P. 108-112 ; T. 41º,4.

A 3 heures, P. 124 ; T. 41º,8. Coma absolu. Mort à 5 heures. Une demi-heure après, T. 42º,6.

Autopsie (12 août). — L'encéphale enlevé, on voit un peu de sang sous la tente du cervelet et des ecchymoses sur la surface de cet organe, sur l'hémisphère cérébral gauche, au niveau du chiasma des nerfs optiques et de la scissure de Sylvius gauche. Artères de la base athéromateuses. Sang dans tous les ventricules. *Hémisphère droit* : vaste épanchement du centre ovale, atteignant la couche optique et le corps strié, et perforant le ventricule au niveau de la pointe du corps strié.

Hémisphère gauche : Foyer ocreux ancien, dans le corps strié, confinant au lobule de l'insula. Dégénération grise de la pyramide antérieure gauche. *Poumons* sains. *Cœur* normal, de même que le *foie* et le *pancréas*. *Reins* sains, mais présentent des petites traînées blanchâtres d'urate de soude. Dépôts d'urate de soude dans le genou droit.

OBSERVATION 8 (résumée). — *Hémorrhagie cérébrale chez une femme enceinte, ressemblant à une attaque d'éclampsie. Mort.* — RENDU. *Bullet. de la Soc. anatomique*, 1870, p. 173.

T.., 19 ans, entre dans le service de M. Lorain le 7 février, se plaignant de courbature généralisée et de céphalalgie. Enceinte de huit mois et demi, et malade depuis six jours. A la visite du soir, un examen rapide fait diagnostiquer une fièvre typhoïde au début, bien que l'éruption caractéristique fasse défaut. A 3 h. 1/2 du matin, la malade perd connaissance et tombe à terre. On la trouve dans le décubitus dorsal, en proie à une dyspnée extrême (60 R. par minute) ; visage cyanosé, pupilles contractées, membres en résolution complète et à peu près insensibles. A chaque instant survenaient des crampes pendant lesquelles les bras et les muscles de l'abdomen se raidissaient. Opisthotonos momentané.

On diagnostique une attaque d'éclampsie, avec accès subintrants. Saignée de 500 grammes qui amène un soulagement réel ; mais la connaissance ne revient pas. L'amélioration dure de quatre heures à six heures du matin. A ce moment T. A. 39º,6. Vers six heures et demie, l'oppression recommence, le râle trachéal reparaît plus intense. Seconde saignée de 300 gr. suivie, comme la première, d'un soulagement marqué pendant près d'une heure. A huit heures, la malade est presque agonisante, mais présente encore des contractions convulsives ; nouvelle saignée, puis, quelques instants après, teinte asphyxique des lèvres, pouls disparaît, respiration s'arrête, mort. L'opération césarienne est pratiquée avec succès. L'examen des urines recueillies par la sonde ne décèle aucune trace d'albumine.

Autopsie. — Les méninges sont fortement injectées, surtout les vaisseaux de la pie-mère. Pas d'épanchement sous-méningé. Les ventricules latéraux sont remplis de sang noir coagulé récemment. Communication anormale entre les deux ventricules latéraux et le ventricule moyen, tous trois infiltrés de sang. La face supérieure du corps strié du côté droit est visiblement ramollie, d'une teinte rouge foncé. Bulbe sain. En recherchant l'état des vaisseaux au voisinage de l'hémorrhagie, on trouve que la veine du corps strié du côté droit est oblitérée par un caillot plus pâle, assez adhérent aux parois. En résumé, il paraît s'être fait une coagulation spontanée dans la veine du corps strié et une congestion passive en avant, assez intense pour amener une hémorrhagie cérébrale.

Observation 9 (résumée). — Liouville. *C. R. de la Soc. de biologie*, 1873, p. 185.

Il s'agit d'un homme trouvé sans connaissance dans la rue, et amené à deux heures du soir à l'hôpital. Ni œdème, ni amaigrissement, rien qui indique une maladie antérieure. Traces de vomissements récents, mais sans odeur alcoolique. Collapsus presque complet. Le malade balbutie quelques mots mal articulés ; face vultueuse ; respiration stertoreuse ; résolution des quatre membres ; pupilles dilatées, non contractiles. Chaleur extrême à la face ; membres inférieurs très refroidis. A ce moment (quatre ou cinq heures après le début de l'attaque) (1), la température rectale donne 40°,4. Le pouls bat 108 fois par minute. Vessie distendue ; urine pâle, densité 1015, grande quantité de sucre et d'albumine.

Mort à 9 heures du soir, le malade étant toujours resté en observation.

A l'autopsie, on trouva, sous le plancher du quatrième ventricule, de petits foyers apoplectiques, dans la région même où la piqûre expérimentale a pour résultat d'amener à la fois la glycosurie, l'albuminurie et la polyurie. Artères du cerveau athéromateuses. Il y a en outre une hémorrhagie dans l'hémisphère droit.

Trois foyers apoplectiques de la grosseur d'une noix environ, dans les poumons.

(1) Liouville. *Bullet. de la Soc. anat.*, 1873, p. 375.

OBSERVATION 10. — *Hémianesthésie de cause cérébrale.* — RAYMOND. *Étude sur l'hémichorée, etc.* Th., 1876, p. 22.

H..., 89 ans, entre à l'infirmerie de la Salpêtrière (service de M. Charcot). Bien portante jusque-là. Le 30 janvier, perd connaissance vers deux heures de l'après-midi. A quatre heures du soir, coma profond, quelques râles ronflants dans la poitrine. Tête tournée à droite, yeux tournés à gauche. Hémiplégie droite, sans contracture. Anesthésie complète du même côté, dans tous ses modes. Urine contient albumine en abondance, pas de sucre. T. 38°,8. P. 124. A six heures du soir T.R. 40°. Le 31, coma encore plus profond. T.R. 40°,2 (matin), 40°,4 (soir). Mort.

AUTOPSIE. — Après l'incision des méninges, du liquide séreux s'écoule en grande abondance. Pie-mère présente en certains points des sortes de plaques fibreuses qu'on ne peut détacher qu'en enlevant la substance cérébrale. Sur une coupe verticale, on constate un foyer hémorrhagique linéaire, long de 6 centim., large de quelques millim., étendu de l'extrémité antérieure du noyau caudé jusqu'à 4 centim. environ de l'extrémité occipitale du lobe cérébral. Il siège dans l'épaisseur de l'insula de Reil, entre la capsule interne et la capsule externe, dans le noyau lenticulaire et il comprime le pied de la couronne rayonnante. Rien dans la couche optique ni dans le noyau caudé.

L'examen des autres organes n'offre rien de particulier.

OBSERVATION 11 (résumée). — *Vaste hémorrhagie cérébrale dans l'hémisphère gauche. Destruction de la couche optique, d'une partie du corps strié et du pédoncule cérébral. Irruption ventriculaire. Température élevée. Mort en onze heures.* — JOFFROY. *Archives de Physiologie,* 1886, 1er semestre, p. 305.

S..., 61 ans, admis à Bicêtre le 5 novembre 1882 ; était atteint d'hémiplégie bilatérale avec contracture. Le 12 juin 1884, à 5 heures du soir, attaque avec perte de connaissance, légers mouvements convulsifs des membres supérieurs et vomissements. Examiné à 7 heures du soir, le malade est dans le coma, les membres supérieurs contracturés ainsi que les membres inférieurs. Sensibilité complètement abolie à la piqûre et au contact. A ce moment, la température rectale était de 40°,4 ; trois heures plus tard, elle était de 41°,5.

A minuit et demi, la contracture disparaît à peu près complètement.

Peau brûlante. T.R. 42°,6. P. 156.

Le malade succombe à quatre heures du matin.

A l'AUTOPSIE, faite 29 heures après la mort, rigidité cadavérique complète.—*Encéphale.*Présente une imbibition sanguine très prononcée des méninges, sur la convexité de l'hémisphère droit, imbibition qui se retrouve à la base, dans toute son étendue.

Dans l'*hémisphère gauche*, foyer hémorrhagique considérable situé en dehors et à la partie postérieure du noyau caudé. L'hémorrhagie, après avoir détruit en grande partie le noyau lenticulaire, la queue du noyau caudé, la couche optique, la partie avoisinante du pédoncule cérébral correspondant, a fait irruption dans le ventricule latéral gauche, distendu et déchiré à sa partie postérieure. Ventricules moyen et latéral droit également pleins de sang.

Dans l'*hémisphère droit*, on trouve, à la partie postérieure du noyau lenticulaire, un ancien foyer kystique de près d'un centimètre de dimension.

Le bulbe et la protubérance né présentent aucune lésion.

Artères athéromateuses, en particulier la vertébrale. Les *viscères* ne présentent aucun des caractères de la putréfaction. Les *poumons* sont congestionnés et œdémateux. *Cœur, foie, reins, rate* sont normaux.

OBSERVATION 12 (résumée). — *Ancienne hémiplégie gauche avec contracture. Mort rapide, avec température élevée, par hémorrhagie de la protubérance.* — JOFFROY. *Loc. cit.*, p. 308.

Le nommé Pl..., 48 ans, à Bicêtre depuis quatre ou cinq ans pour une hémiplégie gauche, avec contracture très prononcée. Le 5 juin 1884, jour de sa mort, il a paru bien portant toute la journée. A huit heures du soir, attaque apoplectique avec convulsions toniques et cloniques. A 9 heures, il est transporté à l'infirmerie,. et l'on constate une perte absolue de connaissance. Membres supérieurs et inférieurs

contracturés. Respiration stertoreuse, irrégulière (Cheyne-Stokes).
T.R. 38°,3. P. 100.

A 11 heures, T.R. 40°,9 ; P. 136.

A 1 heure, la contracture a presque disparu. Le malade meurt à
3 heures du matin.

Autopsie (34 heures après la mort). — L'*hémisphère cérébral
gauche* ne présente aucune lésion superficiélle. Dans la profondeur,
on trouve quatre cavités lacunaires, grandes comme des lentilles,
dans la partie supérieure du noyau lenticulaire. Sur l'*hémisphère
droit,* plaque jaune qui occupe la partie supérieure de la pariétale
ascendante, contourne le pli courbe et descend près de la pointe du
lobe occipital. Ancien foyer, en partie kystique, occupant la moitié
postérieure de la couche optique, du noyau lenticulaire, et la plus
grande partie du segment postérieur de la capsule interne. La *protubérance* renferme un caillot récent, situé en arrière des faisceaux
pyramidaux, étendu en hauteur des pédoncules cérébraux au sillon
bulbo-protubérantiel. Au voisinage des pédoncules cérébraux, le
foyer pénètre partiellement dans les pyramides. Il se prolonge dans
les pédoncules cérébraux et le cervelet.

Poumons rouges, congestionnés, nullement putréfiés.

Cœur sain. *Reins* congestionnés. *Rate* et *foie* normaux.

Observation 13 (inédite). — *Hémorrhagie cérébrale. Vaste déchirure en dehors du corps strié droit. Inondation des deux ventricules. Respiration de Cheyne-Stokes. Mort en 14 heures.* —
Communiquée par M. Joffroy.

Le nommé D..., 72 ans, bien portant jusque-là, tombe subitement
frappé d'une attaque d'apoplexie, le 17 mars 1884, à 7 h. 1/2 du
matin. On le transporte salle Laënnec (service de M. Joffroy). Il présente, à la partie externe de l'arcade sourcilière gauche, une plaie
récente qu'il s'est faite au moment de sa chute. Contracture généralisée, plus marquée du côté droit. Respiration typique de Cheyne-
Stokes. Par moments le malade est pris d'un grincement de dents,
s'entendant à distance. Pas de déviation de la tête ni des yeux. Le
malade a uriné sous lui très abondamment. A ce moment (10 heures
du matin) : T. R. 36°,9. P. 120.

Le malade est pris de hoquets, avec de nouveaux grincements de dents. Le sillon naso-labial est effacé du côté droit. Coma complet. De temps en temps, quelques mouvements spontanés des membres.

A 11 h. 1/2   T. R. 37°,4.   P.   64.
A 2 h. 1/2   T. R. 38°,7.   P. 122.
A 5 h.   T. R. 39°,6.   P. 110.
A 9 h.   T. R. 40°,6.   Mort.

Autopsie (19 mars, à 8 h. du matin). — *Encéphale.* Les artères de la base sont assez athéromateuses. Les sylviennes, surtout la gauche, sont un peu dilatées.

Hémisphère gauche. — Caillot gelée de groseille et sang encore liquide dans le ventricule latéral. Arrachement des prolongements sphénoïdal et occipital qui forment un vaste foyer sanguin, à parois tomenteuses. La déchirure s'étend sur la face convexe du lobe occipital, jusqu'au-dessous des circonvolutions. Les méninges de la convexité sont imbibées de sang.

Hémisphère droit. — Caillots noirâtres distendant le ventricule latéral. Le corps strié se trouve en quelque sorte disséqué et séparé des circonvolutions. Sur la coupe de Flechsig, on voit que l'hémorrhagie s'est produite au niveau de l'avant-mur et de la capsule externe. Il s'est produit là une grande fente dépassant en avant le corps strié et en arrière la couche optique.

L'aorte est un peu dilatée. Plaques athéromateuses sur la valvule mitrale. Les *poumons* présentent une congestion intense de la base, mais le parenchyme surnage. *Rate, reins* et *foie* normaux.

Observation 13 *bis* (inédite). — Communiquée par M. Joffroy (1).

Dr..., 68 ans, entre le 26 mars 1893 à l'infirmerie de la Salpêtrière (service de M. Joffroy). Atteinte d'hémiplégie droite il y a huit mois, elle ne pouvait marcher depuis ce temps. Le matin de son entrée, elle a eu, à deux reprises différentes, des vertiges et des bourdonnements d'oreille, sans attaque proprement dite. Enfin, à deux heures

---

(1) Bien qu'il s'agisse, dans ce cas, de ramollissement par embolie, nous rapportons cependant l'observation, à cause de la rapide ascension thermique du début.

G.

de l'après-midi, attaque violente avec perte de connaissance. A ce moment, la tête est tournée à droite, ainsi que les yeux. Ceux-ci présentent un nystagmus latéral à larges oscillations. Traits de la face déviés à droite. Impotence absolue des deux membres supérieurs ; contracture du bras droit. Quelques mouvements inconscients des membres inférieurs, qui s'exagèrent lorsqu'on pince fortement la peau pour explorer la sensibilité. Le coma est d'ailleurs complet.

T. R. 37°,2 (à deux heures de l'après-midi) ; 38°,6 (à huit heures du soir).

Un peu d'albumine, mais pas de sucre, dans les urines.

27 mars. La température reste stationnaire, entre 38°,6 et 38°,8. Coma persiste.

Le 28. A six heures du matin, T. R. 42°. Mort peu de temps après.

Autopsie. — La calotte crânienne, adhérente à la dure-mère, s'enlève difficilement. Quelques plaques athéromateuses de l'artère basilaire. Les deux artères sylviennes sont oblitérées, à droite et à gauche, par une embolie récente, constituée par un caillot très adhérent aux parois vasculaires.

Hémisphère gauche.—Plaque jaune occupant la partie moyenne de la frontale et de la pariétale ascendantes, et la plus grande partie du lobe occipital. Le lobule du pli courbe, la partie postérieure des trois circonvolutions temporales, la troisième frontale et une partie de la seconde sont le siège d'un ramollissement récent.

Sur la coupe de Flechsig, on voit que ce ramollissement envahit tout le lobule de l'insula, surtout à sa partie antérieure, la capsule externe et le segment périphérique du noyau lenticulaire, en se prolongeant en avant et en arrière sur les lobes frontal et pariétal. La capsule interne et les corps opto-striés sont absolument intacts.

Hémisphère droit. —Plaques jaunes dans le tiers postérieur de la troisième frontale, et dans la plus grande partie du lobe occipital. Vaste foyer de ramollissement récent, occupant tout le lobe pariétal, une partie de la frontale ascendante et du lobule de l'insula. Il est, d'ailleurs, absolument superficiel, contrairement à celui de l'hémisphère du côté opposé. La crosse de *l'aorte* est le siège d'une dilatation anévrysmale, contenant des caillots ramollis, qui constituent le point de départ de l'embolie. Tous les viscères sont congestionnés.

II. — **Traumatismes cérébraux**.

OBSERVATION 14. — MOUTARD-MARTIN. *Bull. Soc. anat.*, 1876, p. 706.

Ler..., 18 ans, entre le 27 novembre, à 9 heures du matin, dans le service de M. Gosselin. Il vient de lui tomber une tuile sur la tête. Le doigt, introduit par la plaie faite aux téguments et longue de 6 centim. environ, permet de constater une fracture du crâne avec enfoncement. Ler... ne répond pas aux questions qu'on lui adresse, mais paraît les comprendre. Aucune paralysie du côté de la face. Du côté droit du corps, au contraire, les membres retombent lorsqu'on les soulève. La sensibilité est intacte.

A 9 heures du matin (moment de l'entrée). T. A. 35°,1. T. R. 36°,5. P. 72.

A 10 h. 15 du matin, T. A. 36°; P. 72.

A 11 h. moins 20, M. Gosselin pratique la trépanation ; on constate que la substance cérébrale a été mise à nu, au niveau de la plaie, par la déchirure des méninges.

A 11 h. 15   T. A. 36°,4 à gauche; 37°   à droite. P. 72.
A 12 h. 15   T. A. 37°,4   »   37°,6   »   P. 70.
A 1 h. 30   T. A. 38°   »   38°,2   »   P. 68.
A 2 h. 45   T. A. 38°,4   »   33°,6   »   P. 70.
A 4 h.   T. A. 38°,6   »   38°,8   »   P. 72.
A 5 h. 15   T. A. 38°,7   »   38°,9   »   P. 80.

28 novembre. Le matin, T. A. 38° (à gauche), 38°,7 (à droite). P. 68. Même état.

Le soir, T. A. 38°,6 (à gauche), 39° (à droite). P. 88. Face couverte de sueur.

Le 29. Le malade est dans le coma.

Matin : T. A. 39°,2 à gauche ; 39°,4 à droite. P. 80.
Soir : T. A. 40°,2   »   40°,6   »   P. 108. R. 40.

Convulsions cloniques du bras droit limitées au biceps et aux muscles fléchisseurs et extenseurs des doigts, pendant une demi-minute. Ce phénomène se serait produit plusieurs fois dans la journée.

Coma de plus en plus profond. Mort le 30, à 3 heures du matin.

Autopsie. — *Crâne*. Il existe deux pertes de substance. L'une, produite par le trépan, est distante de 48 millim. de la suture fronto-pariétale, et de quelques millim. seulement de la suture bipariétale. L'autre, produite par le traumatisme, a la forme d'un triangle à sommet tourné vers le temporal, et son centre se trouve en un point situé à 25 millim. de la suture occipito-pariétale, à 70 millim. de la suture fronto-pariétale, à 60 millim. de la suture lambdoïde, et à 10 centim. de la suture écailleuse du temporal.

Encéphale. — La dure-mère est perforée sur une longueur de 8 millim. et n'est pas anormalement vascularisée. *Il n'y a pas trace de méningite* soit sur l'encéphale, soit sur les méninges crâniennes. Un petit épanchement sanguin, étalé, lamelliforme, se trouve à la face interne de la dure-mère, près de la déchirure.

Le *cerveau* présente une perte de substance au niveau de laquelle la pulpe cérébrale est réduite en bouillie. Cette lésion siège sur la circonvolution frontale ascendante qu'elle atteint dans une étendue de 20 millim., sur la pariétale ascendante qu'elle atteint sur une étendue de 25 millim. (partie supérieure) ; enfin elle occupe le tiers antérieur de la première circonvolution pariétale.

La lésion de la frontale ascendante ne s'arrête pas, comme celle de la pariétale ascendante, au bord interne de l'hémisphère ; elle empiète sur la face interne, et atteint le *lobule paracentral* sur une hauteur de 5 millim. environ.

Observation 15 (résumée). — *Fracture du crâne. Contusion cérébrale. Rupture du rein droit, et contusion centrale du foie.* — Letulle. *Bull. de la Soc. anatomique*, 1876, p. 236.

Lefort, 18 ans, entre le 16 mars 1876 à la Charité. Il vient de tomber d'un quatrième étage. Plongé dans le coma. A 1 h. 1/2, respiration lente et plaintive, immobile, les yeux fermés ; au niveau de la région orbitaire externe, à droite, et dans la région pariéto-temporale correspondante, énorme ecchymose et épanchement sanguin diffus. Pupilles inégales (droite plus large), toutes deux insensibles à la lumière. Epistaxis après la chute ; le sang ne s'écoule plus. Quelques mouvements lents, par instants ; le reste du temps, la résolution des quatre membres est complète. Léger trismus.

P. (régulier) 84. T. A. 36º,4.

A 5 heures, le coma persiste ; respiration stertoreuse (20 à 25 par minute). P. 120. T. A. 37º,6.

Anesthésie absolue. Par instant, contracture passagère dans les membres. Pas d'érection.

A 7 heures, P. (irrégulier) 132. T. A. 38º,7.

A 8 heures, T. A. 38º,7. Mort à 9 heures, huit heures après l'accident.

Autopsie. — Double fracture : l'une, sur face convexe du crâne, formée aux dépens du pariétal droit, d'où elle envoie sept ou huit branches sur les sutures occipito-pariétale, fronto-pariétale, bi-pariétale ; l'autre, sur la base du crâne, partant de l'apophyse orbitaire du frontal droit, traversant la voûte orbitaire, et gagnant la base de l'apophyse crista-galli.

Hémisphère cérébral droit. — Sur la face convexe du lobe sphénoïdal, à la partie la plus reculée de la scissure de Sylvius, plaque contuse de la largeur d'une pièce de deux francs occupant la couche corticale.

Hémisphère gauche. — Le lobe frontal porte, à la partie supérieure des première et deuxième frontales, un petit foyer d'hémorrhagie sous-arachnoïdienne, large comme une pièce d'un franc. Le lobe sphénoïdal est le siège d'une énorme contusion.

Le reste de l'encéphale est sain, mais recouvert en grande partie de sang coagulé.

Poumons. — Ecchymose sous-pleurale, au niveau du lobe inférieur du poumon droit. Quelques points du poumon gauche paraissent le siège de petits foyers hémorrhagiques. Énorme ecchymose occupant le quart de la surface diaphragmatique.

Épanchement sanguin noirâtre dans le péritoine pariétal, au niveau du mésocôlon ascendant; c'est le rein droit, rompu dans sa partie moyenne, qui en est le point de départ. Le foie, intact superficiellement, présente trois foyers d'hémorrhagie profonde.

Observation 16. — Battle. *Loc. cit.* (obs. V).

Homme de 55 ans, renversé par une voiture. Petite blessure du cuir chevelu à la partie postérieure du crâne. Épistaxis, pas d'hémorrhagie auriculaire. Pupilles insensibles à la lumière. Respiration inégale ; pouls lent et faible. Délire. Pendant les deux derniers jours, mouvements spasmodiques de la face. Mort le 4e jour. La température, le jour de l'entrée, à 2 heures du matin, est de 36°,8 ; douze heures après, elle monte à 39°,1 ; trente heures après, à 40°. Puis elle redescend entre 37°,8 et 38°,8, le jour suivant, pour remonter enfin le dernier jour, au moment de la mort, à 40°,4.

AUTOPSIE. — Sang épanché, recouvrant la surface du cerveau ; contusions des lobes frontaux, à leur partie antérieure, et du cervelet, surtout à droite. Triple fracture du crâne.

OBSERVATION 17. — BATTLE (obs. XI).

Homme de 35 ans, soigné du 11 au 14 août. Renversé par une voiture ; apporté sans connaissance ; respiration régulière ; extrémités froides. Fracture linéaire de trois pouces de long, derrière l'oreille gauche. Le 13, le coma persiste, mais le malade est agité. Attaque, sans stertor. Pouls accéléré. On fait une trépanation sur la fracture, et on examine la portion sous-jacente ; pas de caillots. Mort 6 heures plus tard.

Marche de la température (1) : le 12, à 8 h. du matin, T. 37°,4 ; à midi, T. 38°,7. Le lendemain, elle est à 38° (4 heures du matin), à 39°,5 (8 heures du matin), à 40°,2 (minuit). Enfin, le 14, à 5 heures du matin, T. 42°,2, et, à 6 h. 30, T. 42°,4 (mort).

AUTOPSIE. — Hémorrhagie récente, sur la face convexe du cerveau. Contusions de la face inférieure et des extrémités antérieures des lobes frontaux et du lobe sphénoïdal droit. La substance blanche est fortement injectée au même niveau.

OBSERVATION 18 (résumée). — BROCA. Bullet. de la Soc. anat., 1891,
p. 691.

Malade apporté le 12 septembre 1891, à Bichat ; trouvé dans sa chambre, sans connaissance. Aucun renseignement sur l'accident. Assez agité, porte à la région temporo-occipitale gauche de larges

---

(1) Telle que l'indiquent les tracés annexés au travail de M. Battle.

ecchymoses ; douleur à la palpation, dans la région ecchymotique. Aucune plaie du cuir chevelu ; mais léger suintement sanguin, bientôt arrêté, par le nez et par l'oreille. Pupilles égales, puncti-formes ; délire violent.

Le lendemain matin, T. 38°,2. P. 120. R. 40. Le coma persiste.

Le soir, T. 38°,4.

Le surlendemain matin, face rouge et injectée, respiration sterto-reuse, pouls petit et incomplet, coma profond. T. A. 40°,2.

Mort à 2 heures de l'après-midi.

Autopsie. — Fracture de la partie antérieure de l'occipital gauche ; épanchement sanguin temporo-occipital, très volumineux, compri-mant l'hémisphère gauche.

En avant et à droite, forte contusion du lobe frontal.

Aucune trace de méningite.

Observation 19 (résumée). — *Plaie contuse du crâne. Hémorrhagie méningée du côté opposé au traumatisme. Hémorrhagies cor-ticales multiples.* — Jacquet. *Bullet. de la Soc. anat.*, 1883, p. 254.

Le nommé Gogue entre le 13 mai, à 11 heures du soir, venant de faire une chute dans un escalier. Au moment de l'entrée, on cons-tate une plaie contuse de la région fronto-pariétale droite. Pas de fractures. Léger écoulement de sang par le conduit auditif externe droit.

14 mai. L'écoulement auriculaire a cessé. Le malade ne répond aux questions que par oui ou non ; il ne reconnaît pas les personnes de sa connaissance. Parésie légère du bras droit. Pupilles égales, pouls régulier, 70. Le matin, T. R. 37°,8 ; le soir, T. R. 39°.

Le 15. Agitation pendant la nuit. Ne répond pas aux questions, mais est sensible aux excitations. Respiration ralentie, mais ne présente pas le rythme de Cheyne-Stokes. Rien au cœur ni aux poumons. Urines albumineuses. T. R. 39°,2 (matin) ; 39°,6 (soir).

Le 16. Hier soir, crise épileptiforme. Deux autres dans la matinée. T. R. 40°,2 (matin) ; 40°,6 (soir).

Mort à 7 heures du soir.

AUTOPSIE. — Pas de fissure apparente à la surface externe du crâne, ni à la base. Épanchement sanguin considérable entre la dure-mère et l'arachnoïde.

Hémisphère droit. — Petits épanchements dans les méninges ; piqueté hémorrhagique à la région postérieure.

Rien dans les régions centrales, ni dans les ventricules.

Hémisphère gauche. — Centres ganglionnaires intacts. A la surface du cerveau, au sommet de la scissure parallèle, vers le pli courbe, on trouve trois ou quatre noyaux sanguins de 1 centim. d'étendue, enfoncés dans la substance grise des circonvolutions. Au niveau du pied de la 3e circonvolution frontale, foyer hémorrhagique considérable. Broiement et attrition de la partie externe du lobe sphénoïdal, dans une étendue de 4 centim. environ.

Rien dans les viscères ; congestion hypostatique des bases des poumons.

OBSERVATION 20. — BATTLE (obs. I).

Femme de 63 ans, ramassée après une chute, entrée dans le coma, et répondant par des sons inarticulés. Mort au bout de deux jours. Marche de la température : le jour de l'admission, vers 7 heures du soir, 38°,2 ; 30 heures après environ, 39°,7 ; 2 heures plus tard, 40°,2 (mort) ; 10 minutes après la mort, 40°,6.

AUTOPSIE. — Rupture de l'artère méningée moyenne ; aplatissement des circonvolutions externes, du côté droit ; pas de sang à la base du crâne. Tout le lobe gauche temporo-sphénoïdal est contus superficiellement, mou et infiltré de sang. Quelques petites hémorrhagies disséminées dans la substance blanche. Un peu d'athérome des vaisseaux de la base.

OBSERVATION 21. — BATTLE (obs. VI).

Garçon de 16 ans, tombé d'un échafaudage ; coma ; strabisme gauche externe ; pouls 72, faible et irrégulier. Agitation toute la nuit. A 9 heures du matin, le jour suivant, il est couché sur le dos ; face livide et congestionnée ; langue sèche ; respiration stertoreuse 60 ; pouls rapide et irrégulier ; rigidité des bras ; jambes agitées de mouvements réguliers ; spasmes tétaniformes des muscles du dos ; pupille gauche dilatée. Les deux pupilles réagissent à la lumière. Meurt à 2 heures du matin, le troisième jour. Marche de la température : le premier jour, à 8 heures du soir, 37°,1 ; 22 heures après, 39°,5 ; au moment de la mort (8 heures plus tard), 40°,6.

Autopsie. — Fracture étendue depuis la fosse zygomatique jusqu'à la fosse moyenne, en arrière jusqu'à la protubérance occipitale. Épanchement de sang noirâtre sur toute la surface convexe du cerveau. Lobe temporo-sphénoïdal droit très ramolli dans toute son étendue. Petites hémorrhagies dans la substance blanche sous-jacente. Petite hémorrhagie superficielle sur la moitié antérieure du lobe frontal droit.

Observation 22. — Battle (obs. VIII).

Homme de 36 ans, entre le 1er novembre 1889, à la suite d'une chute faite le 25 octobre. Contusions derrière l'oreille droite ; crises épileptiformes ; mort le 2 novembre. Température : le premier jour, à 8 heures du soir, 37°,3 ; vingt-deux heures après (mort), 39°,2.

Autopsie. — Fracture linéaire du crâne, un peu à droite (2 pouces) et au-dessus (1 pouce) du pressoir, se dirige en bas dans le sillon latéral droit. Quelques contusions de la surface inférieure du lobe pariétal gauche. La convexité de l'hémisphère gauche est recouverte par une hémorrhagie récente ayant aplati la surface des circonvolutions.

Observation 23 (résumée). — *Fracture de la voûte du crâne avec enfoncement ; irradiations à la base. Lésion de la 1re frontale gauche et du lobule orbitaire de la même région.* — Mossé. *Bullet. de la Soc. anat.*, 1877, p. 619.

C.., 40 ans, charretier, atteint brusquement, le 6 décembre, dans la région frontale, par l'aile du moulin de son haquet. Trois heures après l'accident, il est dans l'état suivant : plaie à lambeau sur la bosse frontale, au-dessus du sourcil gauche. Au-dessous de la plaie, fracture avec enfoncement de la portion correspondante du frontal. Entre les fragments de l'os, issue d'une petite quantité de matière cérébrale. Caillots sanguins dans les fosses nasales, dus probablement à la fracture des os du nez. Pas d'écoulement par l'oreille. Malgré ces lésions, le blessé a gardé toute sa connaissance et répond bien aux questions. Il n'y a ni paralysie, ni convulsions, ni contractures, mais le malade se plaint d'une sensation de froid.

4 ou 5 heures après l'accident : T. A. 40°,1 ; P. 117 (faible).

7 décembre. Délire et agitation pendant la nuit. Le matin, coma complet. Pas de contractures, parésie légère du côté droit ; déviation conjuguée des yeux à gauche, avec rotation de la tête à droite. Ecchymose palpébrale, paupières tuméfiées.

T. 37°,4 ; P. 90.

Le soir, l'aspect est le même. Quelques contractures dans l'avant-bras droit, qui ne persistent pas. Pas d'agitation, miction inconsciente ; pas d'incontinence fécale.

T. 38°,3 ; P. 132 (petit).

Mort à 3 heures du matin.

Autopsie. — On voit que la fracture présente des irradiations vers la base, l'une jusqu'à l'apophyse clinoïde antérieure, l'autre jusqu'au rocher. Déchirure de la dure-mère, au point correspondant à la fracture. Épanchement sanguin à la surface de l'hémisphère droit, dans la région diamétralement opposée à celle-ci, sans lésions apparentes des circonvolutions. Lésion de la première frontale gauche, avec perte de substance grosse comme une noisette, vers le milieu de cette circonvolution. Déchirure de la circonvolution du lobule orbitaire située en dehors du sillon olfactif.

Les autres parties de l'encéphale ne présentent rien de particulier.

Observation 24. — Battle (obs. II).

Enfant de 3 ans 1/2, blessé à la tête par une roue de voiture. Le lendemain, respiration bruyante, pouls 148 à 180. L'enfant meurt deux jours après. Marche de la température : le jour de l'admission, vers 7 heures du soir, 38°,7 ; dix-sept heures après, 37°,6 ; sept heures plus tard, 40°,6 ; trente-deux heures après l'entrée, 40°,6 (mort).

Autopsie. — Fracture du crâne, étendue de la voûte à la fosse antérieure gauche ; une seconde s'étendant de la fosse droite moyenne à la fosse droite antérieure ; une fracture isolée de chaque fosse moyenne. Pas de blessure de la convexité du cerveau. La surface inférieure des lobes frontaux, surtout à gauche, et la face inférieure du lobe temporo-sphénoïdal gauche sont contuses. La substance blanche de ce dernier est contuse à 1 pouce de profondeur.

OBSERVATION 25 (résumée). — *Fracture du crâne comminutive et compliquée de plaie. Fracture du bras. Fracture de côtes. Albuminurie transitoire. Guérison.* — MOSSÉ. *Bullet. de la Soc. anatom.*, 1880, p. 96.

B..., mécanicien, 46 ans, entre le 10 mars 1879 à Lariboisière ; il a été renversé le matin par une locomotive. On constate les lésions suivantes : fracture comminutive du frontal, avec plaie et enfoncement, occupant le milieu de la région frontale ; ecchymose conjonctivale à droite ; en outre, fracture du bras gauche et des deux côtes droites. Pas d'écoulement de sang par l'oreille. Pas d'état de choc traumatique. Pas de paralysie du mouvement ni de la sensibilité Pas de contracture.

T. 38°,6 (cinq heures environ après l'accident).

Le 11. Même état local et général. T. 37°,8 (matin) ; 38°,6 (soir).

Le 12. Nuit calme, pas de délire ; l'ecchymose augmente d'étendue. T. 37°,2 (matin) ; 38°,5 (soir).

Jusqu'au 16 mars, la température oscille, du matin au soir, entre 37° et 38° ; à partir du 16 mars, elle n'atteint même plus 38°. Peu à peu, la plaie se cicatrise, l'état général et l'état local s'améliorent.

Le 18 mai, le malade quitte l'hôpital, la guérison pouvant être considérée comme définitive.

OBSERVATION 26 (résumée). — DUBAR. *Bullet. de la Soc. anatom.*, 1880, p. 209.

H..., âgé de 12 ans, est apporté dans la nuit du 2 au 3 février 1880 à la Charité. Vers 7 heures du soir, il est tombé du haut du parapet de la place de la Concorde sur la berge de la Seine, où on l'a relevé quelques instants après, sans connaissance. Il est revenu à lui au bout de 4 heures.

Le 3, à la visite du matin, il est somnolent, répond cependant assez nettement aux questions qu'on lui adresse, mais ne se souvient pas de l'accident de la veille, et se plaint de mal de tête. Aucune trace d'écoulement de sang par le nez ou les oreilles. Ecchymose sous-cutanée et sous-conjonctivale de la paupière inférieure droite. On ne constate ni plaie ni fracture. Aucun trouble de la motilité ou de la sensibilité. T. R. 39°.

Du 3 au 5 février, deux ou trois épistaxis peu abondantes. La température s'est abaissée (38° à 37°,5). Appétit excellent, nuits calmes.

A partir du 7 février, il n'y a plus trace de fièvre ; toutes les fonctions sont normales ; l'enfant se promène au jardin une partie de la journée.

Le 19, légers frissons, céphalalgie, fièvre (38°,2).

Le 21, convulsions épileptiformes limitées au côté gauche du corps, avec perte de connaissance, sous forme d'accès durant 2 ou 3 minutes, et se répétant d'une façon subintrante de 7 heures à 11 heures du soir. T. A. 40°.

Le malade meurt le 14 mars.

Autopsie. — Fracture de la voûte orbitaire, de 3 centim. de long, étendue de l'apophyse crista-galli au rebord orbitaire. Entre la dure-mère et le crâne, petite quantité de liquide séro-purulent. Abcès intra-cérébral, situé à la partie antérieure de l'hémisphère droit. Tous les ventricules sont remplis d'un liquide séro-purulent.

Observation 27. — Battle (obs. IX).

Ouvrier âgé de 48 ans, entre à l'hôpital le 10 juillet 1886, à la suite d'une chute de voiture ; ne survit que deux heures trois quarts à l'accident. Coma, convulsions, écoulement hémorrhagique par l'oreille droite. Au moment de l'admission, T. 36°,7 ; au moment de la mort, T. 41°,8.

Autopsie. — Fracture des deux fosses postérieures de la base du crâne, de chaque côté de la ligne médiane. Après enlèvement de la dure-mère, on constate la présence d'un épanchement de sang récent, dans la région du vertex, surtout à la partie antérieure. Extrémités et faces inférieures des lobes frontaux très contuses, avec un certain degré de suffusion sanguine. Contusion légère du lobe temporo-sphénoïdal droit.

OBSERVATION 28. — BATTLE (obs. X).

Homme de 31 ans, tombé de voiture, apporté sans connaissance le 7 août, meurt le 8 août. Au moment de la mort, vers deux heures du matin, la température est à 40°; quelques minutes après la mort, elle monte à 41°,7.

AUTOPSIE. — Beaucoup de sang épanché sous le cuir chevelu, dans la région occipitale gauche. Fracture comminutive de la base, s'étendant jusqu'au trou occipital. L'extrémité et la face orbitaire du lobe temporal droit sont fortement contuses ; la contusion ne va pas au delà du cortex. Moelle cervicale intacte. Épanchement sanguin modéré sur la convexité.

OBSERVATION 29. — BATTLE (obs. XIV).

Homme de 40 ans, entré le 6 juillet 1885, après une chute ; ne survit que 5 h. 1/4 aux blessures qu'il s'est faites. Perte de connaissance et attaques épileptiformes, jusqu'à la mort. La température, à l'entrée, est de 40°,4 ; après la mort, elle s'élève à 43°,3. — Pas d'autopsie.

OBSERVATION 30 (inédite). — Recueillie par notre collègue TOUCHE. Communiquée par M. HARTMANN.

A 3 heures de l'après-midi, le 2 septembre 1892, un homme fait une chute de 3 mètres de hauteur, à la suite de laquelle il aurait pu se relever et marcher. Quelques heures après, on le trouve dans le coma. Un médecin est appelé qui constate une plaie du cuir chevelu au niveau de la partie latérale gauche du crâne, et un enfoncement du crâne à cet endroit. Le malade, sans connaissance, présente des mouvements convulsifs, prédominants dans le membre inférieur gauche.

On le transporte à l'hôpital Bichat, où il arrive à 8 h. 1/2 du soir (service de M. Terrier).

Coma complet, respiration bruyante, contracture de tous les membres, surtout à gauche. Ecchymose sous-conjonctivale gauche, écoulement sanguin de l'oreille et de la narine du même côté. Après avoir rasé le cuir chevelu, on voit une petite plaie contuse, saignante, située sur la ligne biauriculaire, à environ 3 ou 4 travers de doigt au-dessus du conduit auditif gauche. Le pavillon de l'oreille a été détaché du crâne, sur une étendue de 1 centim. environ, au niveau de sa partie supérieure. Lors du nettoyage de la tête, le malade semble ressentir une certaine douleur. Il ne crie pas, mais la contracture augmente, et son membre supérieur gauche fait des mouvements de défense.

La température rectale, au moment de l'entrée du malade, c'est-à-dire 5 h. 1/2 après l'accident, est de 39°,8. Une heure plus tard, la température axillaire est de 42°. La peau est absolument brûlante au toucher.

M. Broca, aussitôt appelé, fait la trépanation à 10 heures. Le muscle temporal rabattu, deux incisions sont faites vers la partie moyenne du pariétal, circonscrivant un angle osseux, qu'on arrache avec un davier. Par l'ouverture ainsi pratiquée, on aperçoit un foyer hémorrhagique, rempli de caillots, dont les limites, appréciées par le doigt introduit dans la plaie, s'étendent de la face postérieure de l'écaille du frontal, en avant, jusque dans la fosse occipitale, en arrière.

A ce moment la respiration, d'abord ralentie, s'arrête brusquement. Le malade meurt.

Autopsie (résumé). — Entre la dure-mère et le crâne, vaste cavité formée par le foyer hémorrhagique, détergé et nettoyé au cours de l'opération. Elle commence, en avant, au niveau de la voûte orbitaire, se prolonge vers la face supérieure de la grande aile du sphénoïde, passe au-dessus du bord supérieur du rocher, et atteint la fosse occipitale. La fracture s'est irradiée en divers sens : en dedans et en avant, dans l'étage moyen, pour gagner le trou ovale ; du trou ovale, vers le trou déchiré postérieur en suivant l'axe du rocher ; du trou déchiré postérieur, vers le trou occipital ; enfin, en dedans et en arrière, le long de la partie la plus inférieure de l'écaille du temporal, jusque dans la fosse occipitale. Ces différents traits de fracture n'ont déchiré qu'un seul vaisseau, la méningée moyenne. La scissure de Sylvius, la scissure de Rolando, toutes les scissures secondaires de la face externe des lobes fronto-pariétal et temporo-sphénoïdal du côté gauche sont remplies par un coagulum noirâtre qui isole les circonvolutions. Le cerveau a été lésé au niveau de la partie antérieure de la face externe du lobe temporo-sphénoïdal gauche ; la lésion occupe, en hauteur, l'extrémité antérieure des trois premières circonvolutions temporales, et elle est limitée, en arrière, par une ligne fictive prolongeant verticalement la scissure de Rolando. En ce point, toute l'épaisseur des circonvolutions forme une bouillie jaunâtre. Au point diamétralement opposé, sur l'hémisphère droit, il y a eu seulement un peu d'hémorrhagie sous-arachnoïdienne.

OBSERVATION 31 (inédite). — Communiquée par M. HARTMANN.

D..., Armand, menuisier, 54 ans, entré le 15 février 1893 à l'hôpital Bichat. Pas d'antécédents pathologiques, en dehors d'une syphilis contractée en 1870. Quinze mois avant son entrée, reçoit sur la tête une lourde planche : plaie qui guérit en 8 ou 10 jours. Sur la cicatrice se développe une tumeur prise pour une loupe, et qui atteint le volume d'un petit œuf, sans occasionner d'autres phénomènes que quelques démangeaisons. En se grattant, le malade finit par l'ouvrir, il y a 5 ou 6 mois ; un médecin consulté donne le traitement spécifique. Suppuration abondante, pendant deux mois, puis cicatrisation. Céphalée continue, sans exacerbation nocturne ; les forces diminuent peu à peu ; quelques sensations de fourmillement dans les mains. Diplopie monoculaire. Brusquement, il y a huit jours, perte de la mémoire et de l'intelligence ; aucun phénomène moteur. Le malade est dans un état de prostration marquée. Léger tremblement des mains et de la langue. Pas de troubles de la sensibilité. Incontinence de l'urine. Tachycardie (90 pulsations). Le 18 février, on constate une hémiplégie droite qui n'existait certainement pas la veille ; le bras droit est immobile, en flexion, et présente une certaine raideur ; la face présente une parésie marquée, du même côté. Sensibilité reste intacte.

Le 19 février, tout phénomène hémiplégique a disparu : l'incontinence d'urine persiste. La dépression intellectuelle est toujours aussi accentuée. La température reste normale, aux environs de 37°. Le 2 mars, on pratique une trépanation dans la région rolandique, la température étant à 36°,8, avant l'opération. Après l'opération, l'état comateux s'accentue, la température monte rapidement, atteint 39° le soir même, 41° le lendemain matin, enfin 41°,4 au moment de la mort, survenue quelques heures plus tard.

Autopsie. — On constate la présence d'un peu de liquide séro-sanguinolent dans les méninges, et on retrouve la trace du trocart sur la frontale ascendante, exactement en avant du sillon de Rolando. En outre, deux petits foyers de ramollissement dans le lobe occipital droit.

Observation 32. — Ott. Brain, 1889, p. 434.

Un homme, H. W..., se tire un coup de pistolet dans la tête, d'où blessure triangulaire sur le côté droit. A son entrée à l'hôpital, il est dans le coma; respiration irrégulière, pouls 52. fort, régulier ; pupille droite dilatée, pupille gauche rétrécie, toutes deux insensibles à la lumière. On procède presque aussitôt à l'extraction de la balle. La température, qui était de 37°,2, se met à monter immédiatement après l'opération, atteint en quelques heures 40°,1, et 40°,25 une demi-heure avant la mort qui a lieu 12 heures après l'opération.

Autopsie. — La balle n'a pas perforé la dure-mère ; l'extrémité antérieure du lobe moyen de l'hémisphère droit est fortement contuse, de même que la troisième circonvolution frontale. La blessure affecte toute l'épaisseur de la substance grise.

Observation 33 (résumée). — Plaie du cerveau par balle de revol-
ver. — Mouchet. Bull. Soc. anat., 1893, p. 134.

A son arrivée dans le service (M. Duplay), le malade est dans la résolution la plus complète ; coma profond, respiration régulière, pouls 66 ; pupille gauche un peu dilatée. L'orifice d'entrée de la balle est situé dans la région temporale droite, à 2 travers de doigt en arrière de l'apophyse orbitaire externe et au-dessus de l'arcade zygomatique.

Deux heures après l'admission, T. 38°,6 ; P. 88 ; R. 40 (Cheyne-Stokes).

Le lendemain matin, coma aussi marqué ; respiration fréquente, mais régulière. T. 40° ; P. 150.

A 4 heures de l'après-midi, au moment de la mort, T. 42°,4 Pupilles punctiformes depuis le matin.

Autopsie. — Immédiatement en regard de la plaie cutanée, perforation de l'écaille temporale. Léger épanchement sanguin entre la dure-mère et l'os. Sous la dure-mère, hémorrhagie considérable sur toute l'étendue de l'hémisphère droit, à la base comme à la convexité. Sur l'hémisphère gauche, l'épanchement sanguin n'existe que dans la zone rolandique. La balle est entrée par le pied de la troisième frontale droite ; sur l'hémisphère gauche, on observe l'orifice de sortie au niveau du lobule du pli courbe, à 1 travers de doigt en arrière de la pariétale ascendante, à 2 travers de doigt au-dessus de la terminaison de la scissure de Sylvius. Le corps calleux a été dilacéré à sa partie moyenne. Rien dans le bulbe ni dans le quatrième ventricule.

Observation 34 (inédite). — Communiquée par M. Kirmisson.
Recueillie par M. Ed. Chevalier,

C.., 24 ans, est tombé d'un premier étage dans la rue, le 16 juillet 1887. La tête a porté sur le pavé. Relevé sans connaissance, il est amené à Laënnec (service de M. Nicaise, suppléé par M. Kirmisson), où il entre à 6 heures du soir. A ce moment, on constate une plaie du cuir chevelu, s'étendant de la bosse frontale du côté gauche jusqu'à la ligne d'implantation des cheveux. Le crâne est dénudé à cet endroit, mais ne présente pas de trait de fracture bien net. Malade sans connaissance ; quelques mouvements convulsifs, surtout à gauche.

Le 17. Le malade a été agité la nuit, et a défait son pansement. Il a eu un écoulement séro-sanguin assez abondant par l'oreille droite. Les narines sont obstruées par des caillots ; pas d'ecchymose

G. 7

conjonctivale, mais les paupières de l'œil gauche sont tuméfiées par une bosse sanguine considérable. Coma persistant, respiration stertoreuse. T. 39° (l'après-midi).

Le 18. L'état général n'a pas changé ; sensibilité obtuse ; cependant, en palpant le radius droit (qui est fracturé) on détermine de la douleur. Déviation des yeux en haut et à droite ; sensibilité cornéenne abolie. Miction et défécation involontaires. Les urines contiennent beaucoup d'albumine, pas de sucre.

T. 40°,5 (matin) ; 41°,4 (soir).

Le malade meurt à 7 h. 1/2 du soir (soit un peu plus de 48 heures après l'accident).

Autopsie. — Il existe une fracture commençant, à gauche, au niveau de la plaie du front, et se continuant verticalement en bas jusqu'au trou sus-orbitaire. Épanchement sanguin coagulé entre la dure-mère et l'os, au niveau du trait de fracture ; épanchement sanguin dans la fosse cérébrale postérieure du côté droit, entre la dure-mère et l'os. Sérosité sanguinolente abondante dans les ventricules cérébraux. Congestion veineuse générale de la surface cérébrale. En aucun point du cerveau on ne trouve d'hémorrhagie proprement dite. Le trait de fracture, à partir du trou sus-orbitaire, gagne l'apophyse crista-galli, qui est mobile, traverse la partie antérieure du sphénoïde, gagne la fosse cérébrale moyenne du côté droit, puis la partie moyenne du rocher, au niveau de l'hiatus de Fallope, coupe perpendiculairement la face antérieure du rocher. Son bord supérieur est arrêté à la face postérieure sans l'intéresser. Deux traits se détachent du trait principal, au niveau de l'orbite gauche ; l'un gagnant l'apophyse crista-galli, l'autre la selle turcique.

L'orbite est remplie de caillots noirâtres, au milieu desquels on ne peut retrouver le nerf optique.

Observation 35 (inédite). — Communiquée par nos collègues Artus et Guépin.

Ch..., journalier, 72 ans, tombe sur la tête, dans un escalier, le 11 décembre 1892, à 11 heures du soir. Apporté immédiatement à l'hôpital Saint-Louis (service de M. Championnière). Coma complet, écoulement de sang par le nez et l'oreille droite. Petite plaie linéaire du cuir chevelu, au niveau de la bosse pariétale droite, qui est le siège d'un enfoncement. Le lendemain matin, C... est toujours sans connaissance ; les membres du côté gauche sont animés, par instants, de petites secousses convulsives (surtout la jambe). Les bras, le poignet et les doigts sont raidis en flexion ; la jambe est raidie en extension. Face grimaçante et vultueuse, œil gauche incomplètement fermé. Pas de paralysie faciale apparente, pas de déviation conjuguée de la tête et des yeux. Insensibilité absolue, à gauche surtout. Respiration stertoreuse, pouls rapide. Incision cruciale au niveau de l'enfoncement, ablation de larges esquilles. La respiration devient plus lente et moins bruyante, la sensibilité se réveille un peu, les mouvements convulsifs disparaissent. Cependant le coma persiste et le malade meurt le 13 décembre, à 4 heures du matin.

La température, prise pour la première fois le 12 décembre à 4 h. 1/2 du soir, c'est-à-dire 17 heures environ après l'accident, est de 39°,6.

Autopsie. — Fracture irradiée à la base, passant dans le rocher droit, la selle turcique, la grande aile du sphénoïde gauche.

Hémisphère droit. Quelques petits caillots situés sous la pie-mère. Pas de contusion au niveau de l'enfoncement crânien. *Hémisphère gauche.* Le lobe sphénoïdal, et particulièrement sa pointe, est recouvert d'un caillot épais ; au-dessous, la substance grise est en bouillie. Les lésions, étendues en surface, sont très peu profondes. Il y a vers la base quelques petits points isolés qui sont contus.

Observation 36 (résumée). — Lannelongue et Mauclaire. *Bull. Soc. anat.*, 1892, p. 135,

Enfant de 8 ans, tombe dans un escalier, perd connaissance et est amené à l'hôpital le jour même. Écorchure superficielle sur la peau du crâne, au niveau de la bosse pariétale droite, et vaste ecchymose. Aucune trace d'enfoncement crânien. Paralysie et anesthésie à peu près complètes de la jambe gauche ; le bras gauche est contracturé, mais l'enfant le remue de lui-même lorsqu'on le pince. Parésie et anesthésie légère du bras droit ; contracture et hyperesthésie de la jambe droite. Paralysie du facial inférieur droit. Déviation conjuguée des yeux à gauche. Coma complet, écume à la bouche. Pouls fréquent.

Dans la journée, la température monte à 41°. Mort 36 heures après l'accident.

Autopsie. — Enfoncement siégeant à mi-hauteur de la bosse pariétale, et sur la ligne biauriculaire. Double irradiation, la première en avant, traversant la suture fronto-pariétale et venant finir dans la fosse temporale du côté opposé ; la seconde, d'abord dirigée en arrière, revient ensuite en avant jusqu'à la suture fronto-pariétale.

Hémisphère droit. Foyer de contusion cérébrale, au niveau des circonvolutions frontales et sur le pariétal inférieur. *Hémisphère gauche.* Foyer de contusion, large comme une pièce de cinq francs, au pied de la deuxième frontale, et empiétant sur la troisième ; pénètre de 1 centim. 1/2 dans la substance cérébrale. Foyers de contusion vers la base du cerveau.

Observation 37. — Condamin. *Soc. des Sciences médicales de Lyon,* 22 décembre 1886.

Fracture par enfoncement de la voûte du crâne, avec irradiation à la base, le trait de la fracture passant par la cavité glénoïde droite. Le malade succombe 36 heures après son entrée à l'Hôtel-Dieu de Lyon (service de M. Poncet), où il avait été transporté deux heures après avoir reçu, sur le sommet de la tête, une lourde planche, tombant de plusieurs mètres de hauteur. On constate une large perte de substance, et on enlève aisément de larges esquilles laissant une perforation de la moitié de la paume de la main. Au moment de la mort, la température est à 41°,1.

Autopsie. — Perforation de la dure-mère, épanchement sanguin, gros comme une petite orange, entre la paroi crânienne et la dure-mère, par déchirure de la méningée moyenne. Contusion par contre-coup du lobe sphénoïdal droit, diffluent, ramolli, dans la partie antérieure.

Observation 38 (résumée). — Battle (obs. III). *Loc. cit.*

Femme de 37 ans, tombée dans un escalier ; coma, mort deux jours après l'accident. La température n'est pas prise immédiatement ; elle est à 38° le lendemain de l'entrée, tombe à 36°,9 quelques heures après, et s'élève à 40°,7, le surlendemain, au moment de la mort.

Autopsie. — Contusion superficielle des extrémités des deux lobes frontaux.

Observation 39 (résumée). — Battle (obs. V).

Homme de 39 ans, fait une chute de cheval et tombe sur la tête. Coma incomplet. Meurt le quatrième jour. Le matin qui suit l'admission, la température est à 39°,2, et quelques heures après, à 40°,5.

Autopsie. — La dure-mère est soulevée par un épanchement sanguin, surtout à gauche. Contusion des lobes frontaux.

Observation 40 (résumée). — Battle (obs. VII).

Cocher de 20 ans, tombé de son siège, entre à l'hôpital dans un état demi-comateux. Meurt au bout de trois jours, après plusieurs attaques épileptiformes. Le soir même de l'entrée, la température est à 37°,2 ; puis elle monte progressivement jusqu'à 42°,8, au moment de la mort.

Autopsie. — Forte contusion sur la face inférieure des lobes frontal et temporo-sphénoïdal gauches.

Observation 41 (résumée). — Battle (obs. XII).

Employé de chemin de fer, 45 ans, tombé d'un wagon ; apporté à l'hôpital sans connaissance, avec un écoulement séro-sanguinolent par l'oreille gauche. Meurt au bout de cinq jours. Peu après l'accident, la température est à 36°,7 ; la veille de la mort, elle est à 40°,3.

Autopsie. — Large caillot recouvrant toute la surface supérieure de l'hémisphère gauche. Contusion et perte de substance du volume d'une prune, à la partie supérieure du lobe temporo-sphénoïdal gauche. Contusion du lobe temporo-sphénoïdal droit.

OBSERVATION 42 (résumée). — BATTLE (obs. XIII).

Homme de 23 ans, fracture compliquée du pariétal gauche, après un coup de pied de cheval. Aucune perte de connaissance immédiate, mais coma quatre heures après l'accident. Le jour de son entrée à l'hôpital, la température est à 37°,2 ; le lendemain, à 6 heures du matin, à 40°,6. Au moment de la mort, qui survient deux jours après, la température est à 41°,1 ; cinq minutes après la mort, T. A. 41°,4 ; T. R. 42°,7.

AUTOPSIE. — Cerveau très contus, au niveau de la fracture.

III. — **Traumatismes médullaires.**

Observation 43 (inédite). — Communiquée par M. Lentz (1).

Gud..., Jean, 49 ans, ouvrier, rentrant chez lui ivre-mort, le
11 octobre 1892, à 10 heures du soir, tombe la tête en arrière, du
haut d'un escalier de dix marches. Il reste sans soins jusqu'au 12
octobre où, à 4 heures du soir, un médecin appelé auprès de lui
ordonne son transfert à l'hôpital de Metz (service de M. Lentz).

A la visite du 13, à huit heures du matin, on le trouve dans l'état
suivant : facies pâle, exprimant la douleur, respiration diaphragmatique, paralysie complète des quatre membres, anesthésie, rétention
d'urine. M. Lentz pose le diagnostic de fracture probable de la
colonne vertébrale. Entre la quatrième et la sixième vertèbre cervicale se trouve, en effet, une dépression accentuée, due probablement à une fracture des apophyses épineuses. Le 13, au soir, T. A.
39°,5. Traitement : extension, injections de morphine pour calmer
les douleurs qui paraissent horribles.

Le 14, à 9 h. 15 du matin, le malade meurt. T. A. 41°,5, au moment
de la mort. A 9 h. 45 (une demi-heure après la mort), T. A. 41°,9.

Autopsie. — On constate une fracture des deux apophyses trans-
verses de la quatrième vertèbre cervicale (fracture unique à gauche,
multiple à droite). Le corps de la quatrième cervicale est complètement
séparé du corps de la cinquième ; à ce niveau, le ligament vertébral
antérieur est arraché. La dure-mère est déchirée à la hauteur de
l'apophyse transverse droite (fracture multiple), et un peu de substance
médullaire fait hernie. Dans une zone de 1 centim. de hauteur environ,
correspondant au renflement cervical, la substance médullaire est
notablement ramollie. Pas d'hémorrhagie dans le canal rachidien.

Examen histologique (avec le concours de M. Dutil). Sur des

(1) Nous avons pu examiner nous-même la moelle, à l'état frais, et en faire
des coupes, après durcissement.

coupes colorées au carmin, à l'éosine et l'hématoxyline, au Pal, on constate tout d'abord que la moelle n'a subi qu'un écrasement incomplet; la topographie générale de la substance grise et de la substance blanche ne présente pas de modifications notables.

Substance blanche. Il y a un élargissement très visible de la plupart des cylindres-axes ; de plus, les gaines de myéline sont distendues par places.

Substance grise. Contient de nombreux foyers hémorrhagiques, surtout dans les cornes antérieures. Les cellules nerveuses paraissent normales ; elles ont leur coloration habituelle par le carmin. Autour des foyers hémorrhagiques, la coloration avec l'éosine et l'hématoxyline permet de voir que les cellules embryonnaires sont très peu abondantes relativement. On peut s'en rendre compte en examinant par comparaison des coupes de la moelle d'un sujet mort de myélite infectieuse.

Le canal de l'épendyme n'existe plus (compression) ; les deux artères qui le longent sont à peu près intactes. La pie-mère est absolument normale.

En somme, on constate presque exclusivement des lésions mécaniques, les lésions inflammatoires faisant pour ainsi dire défaut.

OBSERVATION 41. — Communiquée par M. HARTMANN ; déjà résumée brièvement dans le *Bull. de la Soc. anat.*, 1891, p. 689.

Un ouvrier d'usine tombe dans une fosse et est entraîné par un volant de machine qu'on ne parvient à arrêter qu'environ une minute après. Au dire du médecin de l'usine, le malade a dû faire 40 à 50 tours dans cet espace de temps. Retiré de la fosse sans avoir perdu complètement connaissance, il est plongé dans un état de torpeur qui se dissipe quelques heures après. Immédiatement transporté à Bichat (service de M. Terrier), où il arrive vers 6 heures du soir. A ce moment, il répond mal aux questions ; pouls faible.

Le lendemain matin, 7 novembre 1891, T. 39°,6. P. 96.

Soif très vive, langue humide et blanche. Le malade répond assez bien.

Ecchymose palpébrale supérieure à gauche : ecchymoses sousconjonctivales à gauche et à droite.

Pupilles petites, égales. Pas de saignement d'oreille. Épistaxis, la veille, qui ne s'est pas reproduite. Contusions multiples au cou, au thorax et aux membres. Paraplégie complète, et anesthésie remontant jusqu'au-dessus des mamelons. Pas d'anesthésie ni de paralysie des membres supérieurs, mais le malade serre mal la main, surtout à gauche. Turgescence du pénis. Abolition absolue des réflexes rotuliens. Le mouvement de rotation de la tête se fait bien, mais la flexion détermine de la douleur au niveau de la nuque. Douleur spontanée et à la pression dans la même région. Aucune déformation apparente de la colonne vertébrale. Pas de rétention d'urine. L'urine contient un peu d'albumine, pas de sucre.

Le soir, T. 37°,8. P. 80. Urines chargées d'albumine et de pigment biliaire. Le malade meurt à 4 heures du matin, après avoir présenté quelques secousses des membres supérieurs.

Autopsie. — Pas de lésions viscérales autres que des ecchymoses sous-pleurales et de la congestion pulmonaire surtout marquée aux bases ; le poumon ne plonge pas dans l'eau. En examinant la colonne vertébrale, on voit que les lames de la sixième vertèbre cervicale sont séparées de celles de la septième, par suite d'une rupture complète du ligament jaune correspondant. A l'ouverture du canal rachidien, qui contient du sang, on constate une déchirure de la dure-mère, de 1 centim. 5 de hauteur environ, siégeant à la jonction de la face postérieure et de la face latérale droite. A travers la déchirure, le tissu médullaire, un peu en bouillie, fait hernie. Sur une hauteur de 3 centim. la moelle a perdu son aspect normal ; il existe une sorte de bouillie grisâtre sur toute la face postérieure, excepté à la partie latérale gauche. En avant, la moelle est beaucoup moins altérée, et présente sa disposition fasciculée normale ; on ne trouve qu'une ecchymose plus marquée à droite qu'à gauche. L'examen des parties osseuses montre que les ligaments qui unissent les apophyses articulaires sont détruits ; le corps de la sixième vertèbre est séparé du disque intervertébral correspondant. La continuité de la colonne est surtout maintenue par le grand surtout ligamenteux antérieur.

L'examen histologique (1) permet de constater des lésions méca-

(1) Dû à l'obligeance de M. Dutil.

niques, à peine plus accentuées que dans les cas précédents, et très analogues. Très peu de cellules embryonnaires.

OBSERVATION 45 (résumée). — TERSON. *Bull. Soc. anat.*, 1891, p. 688.

J..., 55 ans, charpentier, tombe sur les épaules et la tête, d'une hauteur d'environ 3 mètres, ne peut se relever et est apporté à Necker (service de M. Le Dentu). Il répond bien aux questions, se plaint de la région de la nuque à sa partie inférieure ; cette région est rouge et tuméfiée. Les apophyses épineuses sont moins saillantes, au niveau de la quatrième cervicale. Paralysie et anesthésie complètes des quatre membres et du tronc jusqu'à la région sous-claviculaire. Pupilles normales. T. 39°.

Le malade succombe le soir même.

AUTOPSIE. — Viscères normaux, mais poumons congestionnés. Encéphale normal. Fractures de l'apophyse transverse de la troisième cervicale, et du corps de la quatrième. Ni luxation ni enfoncement. Contusion et torsion de la moelle, au niveau de la fracture.

OBSERVATION 46. — HYBORD. *Bull. Soc. anat.*, 1870, p. 253.

Cocher tombé de son siège sur la tête, succombe en 36 heures à l'asphyxie, en présentant une température de 42°.

AUTOPSIE. — Les apophyses articulaires de la sixième cervicale ont passé en avant de celles de la septième ; le corps de la vertèbre présente une petite fracture en avant (pas de détails sur l'état de la moelle).

OBSERVATION 47 (résumée). — PETIT. *Bull. Soc. anat.*, 1875, p. 62.

B..., 48 ans, est apporté à l'hôpital dans l'après-midi du 13 janvier ; il vient de recevoir sur la tête une pile de sacs, pesant 100 kilogr., haute de 6 ou 7 pieds. Perte de connaissance immédiate. Quand il revint à lui, il avait une paraplégie complète ; les membres supérieurs peuvent exécuter quelques mouvements faibles. A cinq heures du soir, il est somnolent, les pupilles sont égales, la respiration est diaphragmatique. Anesthésie des membres inférieurs et du tronc, jusqu'au tiers supérieur du sternum. Rétention d'urine, érection. T. A. 35°,1. P. 56. R. 15.

14 janvier. T. A. 41°,8 (le matin). P. 94, R. 30. Face rouge, peau chaude. L'état général n'a pas changé.

Le soir du même jour, T.A. 42°,2 ; P. 104 ; R. 40. Mort à 8 h. du soir.

AUTOPSIE. — *Poumons* congestionnés. L'examen de la colonne vertébrale montre une disjonction de la cinquième et de la sixième cervicale, un écrasement du disque intervertébral, et une hernie de ses débris dans le canal rachidien. Au niveau de la lésion du squelette, ramollissement très marqué de la moelle, avec teinte violacée, ecchymotique, surtout dans la moitié droite. Méninges rachidiennes intactes. Épanchement sanguin sur le canal de l'épendyme, au-dessous du point contus. En outre, le cerveau présente quelques points contus : partie antérieure du lobe frontal gauche ; antérieure et inférieure du lobe frontal droit ; partie inférieure de l'hémisphère droit, en avant de la scissure de Sylvius. Fracture de la base du crâne (étage postérieur).

OBSERVATION 48 (résumée). — GAUDERON. *Bull. Soc. anat.*, 1875, p. 369.

D..., âgé de 19 ans, entre le 15 mai à la Charité, après une chute sur la tête fortement fléchie en avant ; ne perd pas connaissance, mais paraplégie subite et complète.

A 11 h. 1/2 du soir (7 h. 1/2 environ après la chute), on constate, outre la paralysie, une anesthésie absolue des membres inférieurs et du tronc, jusqu'au milieu du thorax. Face vultueuse, peau chaude, pouls fréquent. Douleur vive au niveau de la troisième et de la sixième cervicale.

17 mai. Le matin, T.A. 40°,4. Les membres supérieurs se meuvent difficilement. Le soir, T.A. 41°,2. Le malade a toujours sa connaissance à 9 heures du soir.

Mort à 11 heures du soir, 31 heures après l'accident.

AUTOPSIE. — Congestion intense des deux poumons, dont les fragments surnagent, lorsqu'on les plonge dans l'eau. Reins congestionnés, foie congestionné. Pas de lésions du crâne ni du cerveau.

Arrachement du ligament interépineux et du ligament jaune, entre la cinquième et la septième cervicale. Fractures de la cinquième et de la sixième cervicale ; un fragment de cette dernière comprime la moelle. Celle-ci est ramollie à ce niveau. Hémorrhagie dans le canal rachidien.

Observation 49 (résumée). — Fournet. *De la température dans les fractures de la colonne cervicale*. Th. de Paris, 1876, p. 31.

G..., 59 ans, entre le 26 avril 1875 à l'hôpital de Nancy. Il a fait, la veille, une chute d'une hauteur de 3 ou 4 mètres ; reste sans connaissance pendant un quart d'heure environ, puis, ne pouvant marcher, il passe la nuit à l'endroit où il est tombé. Cependant, le lendemain, il peut se rendre lui-même à l'hôpital (distant de 2 kilomètres). A la visite du 26, T. 39° ; P. 80 ; R. 40. Gonflement douloureux de la partie postérieure de la colonne cervicale ; dépression visible, au niveau de la cinquième et de la sixième cervicale. Tête immobile, flexion impossible, rotation limitée. Paralysie des membres supérieurs ; rien dans les inférieurs. Sensibilité intacte, mais douleurs spontanées dans la nuque, les épaules et les bras.

Le 27. T. 38° (matin), 39° (soir) ; le 28, T. 39°,4 (matin), 39° (soir) ; puis elle baisse progressivement, les jours suivants, jusqu'à 37°. A partir du 7 mai, elle remonte à 39°,6, et le 8 mai, jour de la mort, à 39°,8 (le matin).

Depuis la veille, paraplégie des membres inférieurs, rétention d'urine.

Autopsie. — La sixième cervicale est luxée en avant d'un demi-centimètre sur la septième, de plus il y a fracture par écrasement du corps et de l'apophyse transverse gauche de la neuvième.

Observation 50 (résumée). — Fournet. *Loc. cit.*, p. 33.

P..., 25 ans, entre le 18 septembre à l'hôpital Saint-Louis. La veille, en faisant du trapèze, il est tombé d'une hauteur de 3 à 4 mètres.

Il ne put se relever et fut transporté le soir à l'hôpital.

Le 18 septembre, on constate une paraplégie complète du mouvement et de la sensibilité, l'anesthésie remontant au-dessus de la ligne intermamelonnaire. Paralysie des doigts, qui sont le siège de fourmillements, impossibilité des mouvements d'extension de l'avant-bras. Perte totale des réflexes et de la sensibilité thermique.T. 40°,2. Le malade n'a pas été à la selle depuis sa chute, rétention d'urine. Respiration irrégulière (28), diaphragmatique. Pas de déformation de la colonne vertébrale, mais douleur assez vive, s'étendant de la septième cervicale à la huitième dorsale.

Le 19 septembre, T. 39°,8 (matin), 40°,8 (soir).

Le 20, agitation, peau brûlante, pupilles toujours contractées. T. 40°,4 (matin), 41° (soir).

Mort le 21 septembre, à 5 heures du matin.

Autopsie. — Disjonction des sixième et septième cervicales, arrachement des ligaments jaunes et du grand ligament vertébral postérieur. Ecchymose sur la dure-mère, au niveau des lésions osseuses, c'est-à-dire du renflement médullaire cervical. Une coupe faite en ce point montre que la substance médullaire est transformée en une bouillie couleur lie de vin.

Observation 51 (résumée). — Jardet. *Bull. Soc. anat.*, 1883, p. 302.

Malade entré la veille au soir à l'hôpital, à la suite d'une chute de 7 mètres de haut. Perte de connaissance pendant les 2 ou 3 premières heures. Paralysie des quatre membres, anesthésie absolue remontant jusqu'à la hauteur du deuxième espace intercostal. Dépression, appréciable au palper, au niveau des quatrième et cinquième vertèbres cervicales. T. 39°,5 (matin) ; 39°,9 (soir).

Le 19 juin, même état ; T. 39°,8 (matin) ; 40°,5 (soir).

Le 20. T. 38° ; le malade a conservé sa connaissance. Mort le 21, à 7 heures du matin.

Autopsie. — Poumons congestionnés ; les autres viscères sont normaux. Disjonction de la quatrième et de la cinquième cervicale, la première est fléchie en arrière sur la seconde ; rupture du ligament vertébral antérieur. Déchirure de la dure-mère au niveau de la fracture ; sur une longueur de 3 ou 4 centim., au-dessus et au-dessous de celle-ci, moelle rouge et ramollie.

Observation 52 (résumée). — Berthaud. *Bull. Soc. anat.*, 1884,
p. 521.

B..., 33 ans, entre le 6 octobre à 6 heures du soir à la Pitié, après
être tombé sur la nuque, d'une hauteur de 1^m,50 environ.

Le lendemain matin, T. 41°. Rétention d'urine, respiration diaphragmatique ; paralysie étendue aux quatre membres du mouvement et
de la sensibilité.

Mort à 3 heures de l'après-midi.

Autopsie. — Luxation incomplète de la cinquième cervicale,
déchirure du grand surtout ligamenteux antérieur. Dure-mère rouge,
pie-mère intacte ; la moelle n'est pas déchirée, mais paraît com-
primée au niveau de la luxation.

Observation 53 (résumée). — Minor. *Arch. f. Psychiatrie*, t. XXIV,
p. 693.

M..., 24 ans, tombe à la renverse sur le trottoir, à 5 h. du soir. Perte
de connaissance passagère, après laquelle il ne peut se relever. Il
entre à l'hôpital le lendemain. Paralysie des quatre membres ; on ne
constate pas de fracture des vertèbres. Vessie distendue.

T. 38°,3 (matin) ; 38°,6 (soir).

Les jours suivants, la température s'abaisse progressivement. —
La paralysie des membres s'amende à son tour, et le malade quitte
l'hôpital au bout de quelques semaines.

Observation 54 (résumée). — Dubrueil. *Gaz. médic. de Paris*, 1893,
p. 122.

Un charretier, 34 ans, fait une chute en arrière d'une hauteur
de 1^m,50. Perd connaissance pendant un quart d'heure. Revenu à lui,
il ne peut se relever. Le lendemain, à son entrée à l'hôpital St-Éloi,
on constate une paralysie et une anesthésie absolue des membres
inférieurs.

T. 39°,2 (une trentaine d'heures après l'accident).

Mort à 3 heures du matin.

Autopsie. — Luxation de la 7e cervicale sur la 1re dorsale. La
moelle, intacte au niveau de la luxation, est rompue, dans sa partie
antérieure, à 1 centim. au-dessous.

DEUXIÈME PARTIE

EXPÉRIMENTATION

CHAPITRE PREMIER

Historique.

L'ancienne opinion qui attribuait au système nerveux le rôle principal dans la production de la chaleur animale ne fut longtemps qu'une simple hypothèse. Il faut arriver jusqu'au commencement de ce siècle pour voir ses partisans essayer de lui donner une base expérimentale. Les premières recherches instituées dans ce but sont dues à Brodie (1) qui pensa fournir, grâce à elles, la preuve de l'influence exercée par le cerveau sur la thermogenèse (2). Chez un lapin dont l'encéphale était complètement séparé de la moelle par une section faite entre le trou occipital et l'atlas, il vit la température s'abaisser de plusieurs degrés, en moins d'une heure, alors que la persistance des phénomènes vitaux, entretenus par la respiration artificielle, semblait cependant s'affirmer par la continuation des battements du cœur et les changements de coloration du sang dans le poumon. Pour contrôler cette première série d'expériences, Brodie, au lieu d'enlever le cerveau, chercha à en suspendre l'action, d'une façon temporaire, en injectant à l'animal une substance anesthésique (huile essentielle d'amandes amères) ; il put observer, dans ce cas encore, un abaissement de la température rectale proportionnel au degré de l'anesthésie

(1) Some philosophical researches, respecting the influence of the brain on the action of the heat and on generation of animal heat. *Philosophical transactions,* 1810, p. 36; 1812, p. 328. *Bibliothèque britannique,* 1811, p. 380, et 1813, p. 301.

(2) Nous remercions notre ami, M. Déhu, de son obligeant concours pour la traduction des auteurs anglais.

obtenue, et durant aussi longtemps qu'elle. Enfin il mesura la quantité d'acide carbonique exhalé, pendant la période d'hypothermie, et la trouva égale à la normale. « Ces faits, dit il, paraissent concourir à prouver que la température des animaux à sang chaud dépend beaucoup de l'influence du système nerveux. Lorsque le cerveau cesse ses fonctions, quoique celles du cœur et des poumons, et les modifications qui en sont l'effet, se continuent, l'animal perd la faculté de produire de la chaleur... Mais, ajoute-t-il, quelle est la nature du rapport qui existe entre la cause et l'effet ? Le cerveau est-il directement ou indirectement nécessaire à la production de la chaleur ? Ce sont là des questions auxquelles on ne peut certes répondre qu'hypothétiquement. »

Malgré la réserve avec laquelle elle était exprimée, cette conclusion parut en opposition formelle avec la théorie de la combustion respiratoire, source de la chaleur animale, que Lavoisier avait soutenue quelques années auparavant. Aussi le travail de Brodie fut-il combattu avec ardeur par un grand nombre de physiologistes, tels que Dalton et Davy (1), Hale (2), Legallois (3), etc. D'autres, au contraire, l'appuyèrent par de nouvelles recherches : ce furent Nasse (4), Earle (5), et surtout Chossat (6). Ce dernier montra que le refroidissement de l'animal ne pouvait être dû, comme l'avaient dit les adversaires de Brodie, à l'action exercée par l'air froid sur les pou-

(1) Human temperatures. *Philosoph. transact.*, 1814, p. 590.
(2) *Meckel's arch. f. anatomie*, 1814, t. III, p. 429.
(3) *Mémoire sur la chaleur des animaux.* Œuvres complètes, 1830, p. 1, 21, 67.
(4) *Arch. f. die Physiologie* v. Reil à. Autenrieth, 1815, t. XII, p. 404.
(5) *Med. chirurg. transactions*, 1819, t. VII. p. 173.
(6) *Mémoire sur l'influence du système nerveux sur la chaleur animale.* Th., Paris, 1820.

mons, pendant la respiration artificielle. En effet, après avoir pratiqué une section complète du bulbe, au-devant du Pont de Varole, opération qui n'interrompt pas la respiration spontanée, il n'en observa pas moins une hypothermie très manifeste. Il établit, en outre, que la paralysie du cerveau, déterminée par une violente commotion cérébrale ou par une injection d'opium, est suivie des mêmes effets. C'était donc une confirmation nouvelle du rôle thermogène attribué à l'encéphale. Mais, poussant la question plus avant, Chossat tenta de prouver que l'influence du cerveau sur la température n'est pas directe, et qu'elle s'exerce par l'intermédiaire de la moelle. En sectionnant celle-ci, il put déterminer, en effet, un refroidissement considérable de l'animal en expérience, refroidissement d'autant plus marqué que la section portait sur une région plus élevée, c'est-à-dire abolissait dans une plus grande étendue les fonctions médullaires. Lorsque la section atteignait, au contraire, la partie inférieure du segment dorsal, la température ne s'abaissait pas au delà de 1° ou 2°, et ne tardait pas à remonter à son niveau primitif. Ce résultat conduisit Chossat à mettre en cause l'action des grands symphatiques, en raison de la différence de l'effet produit sur la chaleur animale par des sections portant soit au-dessus, soit au-dessous de l'origine de ces nerfs. Afin de fournir la démonstration de cette hypothèse, Chossat coupe les filets du sympathique, chez le chien, au point où ces derniers se jettent dans le ganglion semi-lunaire, centre d'un grand nombre de nerfs viscéraux, et il constate, en effet, un abaissement de température égal à celui qu'il avait observé dans les expériences précédentes. Il arrive, par suite, à cette conception très légitime que la chaleur animale est engendrée, pour une grande part, dans la cavité abdominale, sous l'influence des sympathiques. Mais, d'après lui, cette action du système nerveux sur la température n'a pas besoin, pour s'exercer, de recourir à l'intermédiaire de la circulation ou de la respiration. « En vain, dit-il, la circulation conserve son activité, et le sang un contact libre avec l'air, si on lèse profondément le système nerveux, la chaleur animale s'abaisse avec rapidité, en même temps qu'on voit diminuer la sécrétion et la plupart des phénomènes chimiques de l'économie (1). »

Il semble donc que Chossat ait nettement compris la nature des rapports qui unissent le système nerveux et la production de chaleur. Tout au moins ses recherches apportaient-elles, malgré les critiques dont elles furent l'objet, nombre de faits bien observés et qui devaient rester acquis à la science. L'hypothermie déterminée par la section de la moelle, et constatée de nouveau au cours des travaux ultérieurs entrepris sur le même sujet, demeura pendant de longues années comme l'expression d'une règle sans exception. Telle était la manière de voir que professaient Flourens et Magendie ; tel est aussi l'avis de Claude Bernard lorsqu'il dit que, par la section de la moelle, un animal à sang chaud est transformé en animal à sang froid. Les découvertes de ce dernier auteur sur les fonctions du grand sympathique (2) ouvrirent cependant de nouveaux horizons à la physiologie, en apportant le premier exemple expérimental d'une élévation de température produite par une lésion nerveuse. De plus, en montrant que ce résultat est dû à la paralysie et non à l'excitation d'un nerf, elles ser-

---

(1) *Loc. cit.*, p. 48.

(2) Influence du grand sympathique sur la sensibilité et la calorification. *C. R. Soc. de Biologie.*, 1851, p. 163. Recherches sur l'influence que la section du grand sympathique exerce sur la chaleur animale. *C. R. Ac. des Sciences.*, 1852, t. XXXIV, p. 472.

virent de base à la théorie de l'influence modératrice exercée
par le système nerveux sur les combustions interstitielles.
Budge (1), un peu plus tard, en coupant la moelle au point
d'origine du sympathique (région cilio-spinale), puis MM.
Brown-Sequard (2) et Schiff (3), par des sections médullaires
pratiquées à différentes hauteurs, purent déterminer, à leur
tour, de l'hyperthermie de la face ou des membres. Mais,
dans toutes ces expériences, il ne s'agit que de modifications
locales, c'est à-dire purement vaso-motrices, suivant l'opinion
actuelle. Aussi l'étude de ces phénomènes n'est-elle liée que
d'une façon indirecte à celle du rôle des centres nerveux dans
la thermogenèse.

Il n'en est pas de même du travail de Tscheschichin (4) qui,
dans cet ordre de faits, est parvenu à un résultat d'importance
capitale. A l'inverse du plan adopté par Chossat, Tscheschichin étudie d'abord l'action de la moelle et celle du grand
sympathique, pour terminer par celle du cerveau. Il commence
par vérifier l'influence hypothermisante des sections de la
moelle, et l'attribue surtout à l'exagération de la perte de
chaleur par les vaisseaux cutanés anormalement dilatés ; il
reconnaît, lui aussi, que cette influence est d'autant plus grande
que le segment médullaire atteint est plus élevé ; il constate,
en outre, que la section du grand sympathique, soit au cou,
soit dans la région sacrée, détermine une hypothermie centrale
en même temps qu'une hyperthermie locale (Chossat, Claude

(1) *C. R. Ac. d. Sc.*, 1853, t. XXXVI, p. 377.

(2) Experimental researches applied to physiology and pathology. *Philadelph.*, *med. Exam.*, 1853, p. 73.

(3) *C. R. Ac. d. Sc.*, 1862, t. LV, p. 462.

(4) Zur Lehre von der thierischen Wärme. *Reichert's u. Dubois-Reymond's Archiv.*, 1866, p. 151.

Bernard). Par contre, en séparant l'un de l'autre le bulbe et la protubérance, au moyen d'une incision transversale exactement située à la limite de ces deux régions, il observe, phénomène inattendu, une augmentation considérable de la température rectale. L'expérience est faite sur un lapin dont la température, de 39°,4 à l'état normal, s'élève à 40°,1 au bout d'une demi-heure, à 41°,2 au bout d'une heure, enfin à 42°,6 au moment de la mort de l'animal, laquelle survient deux heures plus tard, au milieu de convulsions généralisées. L'élévation thermique s'était accompagnée d'une accélération parallèle de la respiration et des battements cardiaques. Pour expliquer les résultats qu'il venait de constater, Tscheschichin admit que la moelle possède des centres autonomes qui, chargés d'exciter les fonctions organiques, sont modérés normalement par le cerveau. La suppression de cette influence modératrice aurait pour conséquence une exagération morbide de l'activité médullaire, exagération dont l'hyperthermie serait un des symptômes. Si nouveaux, d'ailleurs, que paraissent de tels phénomènes, au point de vue expérimental, Tscheschichin rappelle qu'ils ont leurs analogues dans les observations cliniques de Wunderlich et de Erb, et qu'ils sont justiciables de la même interprétation pathogénique. Les uns et les autres attestent, selon lui, l'existence de centres cérébraux modérateurs qui agissent, par l'intermédiaire de la moelle épinière, sur la chimie de l'organisme et, par conséquent, sur la chaleur animale.

Sans doute, on peut reprocher à Tscheschichin d'avoir édifié de telles conclusions sur une seule expérience ; néanmoins on ne peut nier l'intérêt et la nouveauté des faits qu'il mettait en lumière. Aussi s'empressa-t-on, de divers côtés, d'en contrôler l'exactitude. Lewitzky (1) ne put arriver, il est vrai, qu'à des résultats négatifs. Mais les recherches de Brück et Gunther (2), entreprises sous la direction d'Heidenhain et publiées par celui-ci, vinrent confirmer l'expérience de Tscheschichin, tout en modifiant sa signification. En sectionnant le bulbe au-dessous du Pont de Varole, Brück et Gunther ne déterminent que deux fois, sur sept, l'apparition d'une hyperthermie généralisée ; au contraire, ils réussissent bien mieux à faire naître ce phénomène à l'aide d'une simple piqûre pratiquée au même point. Ils admettent donc que l'élévation thermique ne dépend pas de la suppression d'un centre modérateur, mais est due à l'excitation directe du bulbe par le fait du traumatisme. En réalité, cette conclusion conférait à la moelle allongée le pouvoir d'accélérer les combustions interstitielles, génératrices de chaleur, pouvoir réservé jusque-là à la moelle proprement dite, et mis théoriquement en antagonisme avec l'influence modératrice attribuée à l'encéphale.

C'est là une opinion presque directement opposée à celle qu'avaient soutenue Naunyn et Quincke (3), peu de temps auparavant. Opérant sur des chiens qu'ils prenaient soin d'envelopper de couvertures et de placer dans un local chauffé à 26° ou 30°, ces deux auteurs étaient parvenus à déterminer, par l'écrasement de la moelle cervicale, l'apparition d'une hyperthermie très accentuée, s'exagérant encore, parfois, après la mort. Pour expliquer un résultat aussi peu en harmonie avec l'enseignement des expériences antérieures, qui

(1) Ueber den Einfluss des Schwefelsaüren Chinins auf die Temperatur und Blutcirculation. *Virchow's Arch.*, 1869, t. XLVII, p. 352.

(2) Versuche über den Einfluss der Verletzung gewisser Hirntheile auf die Temperatur des Thierkörpers. *Pflüger's Arch.*, 1870, p. 578.

(3) Ueber den Einfluss des Centralnervensystems auf die Warmebildung im Organismus. *Reichert's u. Dubois-Reymond's Arch.*, 1869, p. 174 et 520.

concouraient toutes à faire de l'hypothermie la conséquence nécessaire des sections, c'est-à-dire de la paralysie de la moelle, Naunyn et Quincke admirent que ces dernières ont une double influence : d'une part, exagération de la perte de chaleur, par suite de la dilatation anormale des vaisseaux cutanés ; d'autre part, augmentation de la production de chaleur dans la profondeur des organes et des tissus (1). En diminuant l'intensité du premier de ces phénomènes, ils avaient réussi, pensaient-ils, à mettre le second en évidence. A l'appui de cette conclusion, ils montrèrent que des animaux intacts, placés dans les mêmes conditions (enveloppement, milieu chauffé) que les animaux opérés, conservaient néanmoins leur température normale. Ils admirent donc que l'écrasement de la moelle, surtout de la moelle cervicale, augmente toujours la calorification, résultat qu'ils pensèrent ne pouvoir attribuer qu'à la destruction de faisceaux médullaires modérateurs des oxydations intra-organiques.

Toute interprétation mise à part, ces expériences avaient l'avantage de correspondre à certains faits cliniques, puisque, nous le savons, plus d'un observateur avait déjà vu l'hyperthermie succéder aux traumatismes rachidiens. L'un d'eux, Fischer (2), crut même pouvoir localiser le faisceau thermomodérateur dans les cordons antérieurs. Il aurait toujours trouvé, en effet, dans l'état d'intégrité ou de dilacération de ces derniers, lors d'un traumatisme médullaire, la raison d'être de l'hypothermie ou de l'hyperthermie constatée suivant les cas.

(1) Voir à ce sujet VULPIAN. *Loc. cit.*, t. II, p. 241-246, et un travail récent de M. LANGLOIS. *C. R. Soc. de Biologie*, 1891, p. 798.

(2) Ueber den Einfluss der Rückenmarks-Verletzungen auf die Korperwärme. *Centralblatt. f. die medicinisch. Wissensch.* 1869, p. 259.

Mais la réalité de l'élévation thermique fut bientôt combattue par la plupart des physiologistes. Pochoy (1), en sectionnant la moelle à différentes hauteurs, constate, dans tous les cas, l'abaissement progressif de la température. Rosenthal (2), cherchant à reproduire les expériences de Naunyn et Quincke, arrive à des résultats inverses : en plaçant, dans une chambre chauffée à plus de 32°, des animaux opérés et des animaux intacts, il constate que la température des premiers s'élève plus lentement que celle des seconds. Les recherches de Riegel (3) parlent dans le même sens ; de plus, elles mettent en lumière l'influence de la respiration sur la température centrale, en montrant que l'accélération des mouvements thoraciques, produite à l'état normal par l'augmentation de la chaleur ambiante et s'opposant à l'échauffement de l'animal, n'a plus lieu après la section médullaire. Ne serait-ce pas là, pense-t-il, une des causes de l'hyperthermie signalée par Naunyn et Quincke ? Un peu plus tard, M. Parinaud (4) conclut aussi que l'abaissement thermique est constant à la suite des sections de la moelle, lesquelles n'augmentent pas seulement la perte de chaleur, mais diminuent encore la calorification. Ces travaux ramenaient donc la physiologie à l'opinion professée par Chossat et ses successeurs.

Cependant le rôle joué par le cerveau dans la thermogenèse n'avait guère été étudié, jusque-là, que d'une façon détournée.

(1) *Recherches expérimentales sur les centres de température.* Th. Paris, 1870.

(2) Zur Kenntniss der Warmeregulirung bei den warmblutigen Thieren, Erlangen, 1872.

(3) Ueber den Einfluss des Centralnervensystems auf die thierische Wärme. *Pflüger's Arch.*, 1872, t. V, p.629.

(4) Influence de la moelle épinière sur la température. *Arch. de Physiologie,* 1877, p. 63 et 310.

Schreiber (1), le premier, ne se bornant pas à vérifier l'exactitude des observations de Tscheschichin, voulut encore apprécier directement l'action calorifique des diverses régions de l'encéphale. Dans ce but, à l'aide d'un stylet, il pratique des piqûres dans la protubérance, les pédoncules cérébraux, le cervelet, et enfin le cerveau proprement dit qu'il atteint successivement dans son tiers antérieur, son tiers moyen et son tiers postérieur. Bien que les piqûres ne paraissent pas avoir été poussées très profondément, elles auraient pénétré jusqu'aux ventricules, au moins dans un cas. Toutes ces expériences, faites sur des chiens, ont permis à leur auteur d'observer une notable élévation de la température rectale (de 1° à 3°), chaque fois que l'animal était enveloppé de couvertures ou maintenu dans un milieu chauffé à 29° ou 30°; dans le cas contraire, elles ont toujours donné lieu à un abaissement thermique. Ces résultats sont, par suite, absolument comparables à ceux qu'avaient déjà obtenus Naunyn et Quincke en écrasant la moelle cervicale. D'après Schreiber, il n'y a qu'une seule région de l'encéphale dont la piqûre puisse déterminer l'apparition de l'hyperthermie, en l'absence de conditions capables d'empêcher le refroidissement de l'animal, c'est la ligne d'intersection du bulbe et de la protubérance, c'est-à-dire le point précis qu'a indiqué Tscheschichin.

Les recherches d'Eulenburg et Landois (2), publiées quelque temps après, ne peuvent être considérées comme marquant

(1) Ueber den Einfluss des Gehirns auf die Körpertemperatur. *Pflüger's Arch.*, 1874, t. VIII, p. 576.

(2) Note sur l'action calorifique de certaines régions du cerveau (appareils vaso-moteurs situés à la surface hémisphérique). *C. R. Acad. d. Sc.*, 1876, t. LXXXII, p. 564.

une étape nouvelle. Sans doute, elles semblent montrer que la destruction unilatérale des circonvolutions cérébrales antérieures donne naissance à une augmentation de température, dans les membres du côté opposé à la lésion ; mais ce phénomène, d'ailleurs mis en question par Kuessner (1), Hitzig (2) et Rosenthal (3), resterait strictement localisé à un segment du corps. Tout en sollicitant l'attention, il ne permet donc pas de conclure à l'influence des hémisphères cérébraux sur la température centrale. Pareilles restrictions doivent être apportées aux observations de Peyrani (4) qui, après énucléation de la couche optique, chez le veau, voit la température périphérique s'élever de plusieurs degrés, du côté correspondant à l'opération.

Tout autres sont les résultats du travail de Wood (5) sur la physiologie pathologique de la fièvre. Cet auteur étudie, au point de vue expérimental, les modifications de température consécutives aux lésions nerveuses, et, partant des conclusions de Tscheschichin, cherche à démontrer directement l'existence de centres modérateurs cérébraux. Il constate, en effet, treize fois sur quatorze expériences, que la destruction de la circonvolution formant la limite postérieure du sillon crucial est suivie d'une hyperthermie généralisée ; celle-ci apparaît encore plus manifeste, lorsque les deux circonvolutions symétriques de chaque hémisphère sont intéressées en même temps. Mais

(1) Ueber vaso-motorische Centren in der Grosshirnrinde des Kaninschens. *Arch. f. psychiatrie*, 1878, t. VIII, p. 432.

(2) Voy. Kussner, *loc. cit.*, p. 442.

(3) *Experimentelle Untersuchungen über den Einfluss des Grosshirns auf die Körperwärme*, Berlin, 1877.

(4) Die Funktion der Thalami optici. *Biologisches Centralbl.*, 1881, p. 380.

(5) Fever. *A study in morbid and normal physiology*, Philadelphie et Londres, 1880.

lorsque la lésion atteint une autre partie de l'écorce, elle s'accompagne, au contraire, d'un abaissement thermique. Pour expliquer ce double résultat, Wood suppose que les cir- convolutions post-cruciales, c'est-à-dire celles qui sont com- prises dans la région de Hitzig, ont une influence modératrice sur la thermogenèse. Toute lésion respectant leur intégrité produira donc, en les excitant d'une façon directe ou indirecte, un abaissement de la température centrale : c'est ainsi qu'agit, par exemple, une certaine quantité de sel marin déposée à la surface des hémisphères. En revanche, toute lésion des- tructive de la région de Hitzig déterminera, par le mécanisme inverse, l'hyperthermie déjà signalée. Néanmoins, Wood ne croit pas devoir conclure qu'il existe, dans les hémisphères cérébraux, de véritables centres thermo-modérateurs ; d'après lui, ceux-ci siégeraient exclusivement dans la protubérance.

Une opinion à peu près semblable est soutenue par Bokai (1), dont les expériences tendent à montrer, elles aussi, que l'é- corce grise du cerveau a le pouvoir de modérer la chaleur animale. Mais elles localisent cette propriété dans les circon- volutions postérieures, et non dans les antérieures ; la des- truction des premières seules semble, en effet, être suivie d'hyperthermie. A l'exemple de Wood, Bokai admet que les circonvolutions cérébrales agissent médiatement sur la tem- pérature, par l'intermédiaire des centres situés dans la moelle allongée.

Les différents travaux entrepris, jusqu'à cette époque, sur le rôle du cerveau dans la thermogenèse, conduisent donc presque tous à faire admettre comme réelle l'influence modé- ratrice invoquée par Tscheschichin.

(1) Der Einfluss des Centralnervensystems auf die Wärmeregulirung des thierischen Körpers. *Neurolog. Centralbl.*, 1882, p. 367.

Depuis Schreiber, en effet, on voit que la plupart des expérimentateurs ont constaté que la température centrale s'abaisse lorsqu'on excite les hémisphères, et s'élève lorsqu'on les détruit. A partir de 1884, de nombreuses et importantes recherches vont concourir à mettre en évidence un résultat tout opposé. Déjà L. Frédéricq (1), revenant à l'opinion de Brück et Gunther, avait admis que les lésions bulbo-protubérantielles agissent en accélérant directement la calorification, et non en supprimant l'action d'un centre modérateur. Le même auteur avait, en outre, établi que cette élévation thermique est toujours accompagnée d'une augmentation de la quantité d'oxygène consommé, ce qui confirmait l'hypothèse, maintes fois formulée, d'une combustion interstitielle exagérée. Mais il restait encore à montrer que de tels phénomènes peuvent être engendrés par l'excitation du cerveau lui-même.

C'est à cette notion qu'aboutissent les recherches suivantes.

En piquant le cerveau d'un lapin, à l'aide d'une épingle d'acier, M. Ch. Richet (2) voit la température de l'animal monter, en quelques heures, de 39°,2 à 42°,5. Cette ascension thermique si remarquable se produit seulement lorsque la piqûre, faite à égale distance du rebord orbitaire et de la scissure interhémisphérique, atteint la partie antérieure du cerveau, sans qu'il soit nécessaire d'intéresser la couche optique ou le corps strié. D'autre part, la cautérisation de l'écorce cérébrale, faite avec le thermocautère ou avec une substance chi-

(1) Régulation de la température chez les animaux à sang chaud. *Arch. de biologie de V. Beneden*, 1882, p. 687.

(2) *C. R. Soc. de Biologie*, 1884, p. 189, 209. *C. R. Acad. des Sc.*, 1884, t. XCVIII, p. 827.

mique (perchlorure de fer, phénol), a un effet presque aussi
accentué. M. Richet admet donc que l'excitation du cerveau, et
spécialement de l'écorce, détermine une fièvre traumatique nerveuse et une hyperthermie centrale. Dans un travail ultérieur (1), le même auteur confirme ces premiers résultats, et de
plus, au moyen du calorimètre, il établit que, chez les animaux
en expérience, la perte de chaleur est toujours augmentée. D'où
cette conclusion que l'élévation de la température centrale est
due à une production de chaleur exagérée ou, en d'autres termes,
à une suractivité des combustions. L'hyperthermie consécutive
à la piqûre peut persister plusieurs jours, voire même quelques
semaines, en même temps que l'animal présente, au lieu de
sa placidité habituelle, un état d'excitation spécial. Mais les
phénomènes observés sont tout différents, lorsque la lésion
porte sur les parties profondes du cerveau, et, en particulier,
lorsque les corps opto striés sont détruits : la température
s'abaisse plus ou moins, décroissant à mesure que l'excitabilité
cérébrale fait place à une stupeur plus prononcée. Comme
l'admet M. Richet, il semble par conséquent résulter de ces
diverses expériences que, si l'excitation du cerveau augmente
les combustions interstitielles, son affaiblissement les diminue.

Vers la fin de la même année, MM. Aronsohn et Sachs (2)
cherchèrent à déterminer, d'une façon plus précise, la région

(1) *C. R. Soc. de Biologie*, 1884, p. 248 et 707.
Archives de physiologie, 1885, 2ᵉ semestre, p. 237 et 450.
Les travaux, presque simultanés, de M. OTT et de MM. ARONSOHN et
SACHS n'ont paru que postérieurement aux premières communications de
M. Richet.
(2) *Verhandlung. der Berlin. physiol. Ges.* 31 octobre 1884.
Die Beziehungen des Gehirns zur Korperwärme ùnd zum Fieber. *Pflüger's
Arch.*, 1885, t. XXXVII, p. 232.

du cerveau dont l'excitation produit l'hyperthermie. Après de nombreuses recherches, instituées sur des lapins auxquels ils transperçaient le cerveau avec une aiguille de trois millimètres de diamètre, ils arrivent aux conclusions suivantes : toute piqûre qui intéresse l'extrémité antérieure d'un hémisphère, en respectant le corps strié et la couche optique, n'a aucune influence sur la température de l'animal ; par contre, toute piqûre qui atteint le bord interne du corps strié, vers sa partie moyenne, est très rapidement suivie d'une ascension thermique dépassant parfois deux degrés. Afin de bien vérifier l'exactitude de ces faits, MM. Aronsohn et Sachs pratiquent les piqûres à des profondeurs variables, de manière à léser isolément l'écorce grise d'abord, puis la substance blanche sous-corticale. Dans ces conditions, les plus hautes ascensions thermiques n'excèdent pas cinq ou six dixièmes de degré ; la cautérisation avec un fil de platine incandescent donne aussi les mêmes résultats. Au contraire, lorsque la piqûre pénètre jusqu'au bord interne du corps strié, ou lorsque, plus profonde encore, elle se prolonge verticalement jusqu'à la base du crâne, l'hyperthermie se montre aussi rapide qu'accentuée. Elle s'accompagne, en outre, d'une augmentation de la quantité d'oxygène absorbé, d'acide carbonique exhalé, d'urée excrétée. MM. Aronsohn et Sachs pensent donc avoir déterminé nettement la topographie des centres cérébraux qui président à la thermogenèse : profondément situés, ils seraient échelonnés depuis le bord interne du corps strié jusqu'à la face inférieure du cerveau.

Cette conclusion est à rapprocher de celle que venait de formuler M. Ott (1), dans un travail paru quelques jours

(1) The relation of the nervous system to the temperature of the body. *The journal of nervous and mental diseases,* 1884, p. 141.

après celui de M. Richet. En plongeant un stylet dans le cerveau d'un lapin, et en dilacérant le corps strié, M. Ott put observer une élévation de la température rectale, variant de 1° à 2° selon les cas, et ne se produisant plus lorsque le stylet atteignait d'autres régions. Bien que relativement peu nombreuses, ces expériences parurent assez nettes à leur auteur pour lui permettre d'affirmer qu'il existe, au voisinage des corps striés, des centres en relation avec la calorification. M. Ott poursuivit d'ailleurs les mêmes recherches sur différents animaux (chiens, chats, lapins), et parvint à délimiter plusieurs territoires cérébraux dont les lésions ont, dit-il, une influence constante sur la température. Des divers mémoires publiés par lui sur la question (1), il résulte qu'il n'y aurait pas moins de six centres thermiques distincts dans chaque hémisphère. Selon leur situation, on peut les grouper en centres corticaux et centres basaux. Les premiers sont au nombre de deux : l'un, placé derrière le sillon crucial, occupe une partie des circonvolutions dont les propriétés avaient été déjà mises en lumière par Wood ; l'autre, plus postérieur, correspond à la jonction des scissures supra-sylvienne et post-sylvienne. Ces deux territoires, dits centres crucial et sylvien, paraissent avoir, l'un et l'autre, la même action sur la chaleur animale, car, d'après M. Ott, leur destruction provoque une hyperthermie généralisée, et leur excitation une hypothermie relative. Ce seraient donc des centres thermotaxiques. Le second groupe, situé à la base du cerveau, comprend quatre centres ainsi localisés : en avant et au-dessous

(1) *Philadelphia medical News, Juillet* 1885. *Journal of nervous and mental diseases,* 1887, p. 152 ; 1888, p. 85.
Voy. aussi BRAIN, 1889, p. 433.

du corps strié ; sur le bord interne de celui-ci ; dans la lame cornée, près du point considéré par Schiff comme un centre du cri, chez le lapin ; enfin à la partie antérieure de la couche optique. Ces différents centres sont thermogénétiques ; c'est-à-dire que leur excitation, loin d'abaisser la température, l'élève au contraire d'une façon plus ou moins brusque et pour une durée plus ou moins longue. Ils seraient, par suite, en antagonisme avec les centres corticaux qui joueraient, vis-à-vis d'eux, le rôle de régulateurs. Toutefois, dans certaines conditions, tous les centres cérébraux, ceux de l'écorce et ceux de la base, sont susceptibles d'unir leur action contre celle de la moelle, laquelle contiendrait, d'après M. Ott, les véritables centres excitateurs de la calorification.

Une pareille conception du mécanisme thermogène a sans doute le mérite de réunir, dans une même synthèse, tous les faits disparates observés par les différents expérimentateurs, au cours des recherches précédentes. Elle admet, en effet, la réalité de la double influence attribuée successivement au cerveau, mais elle la dissocie en localisant la fonction modératrice dans les circonvolutions, et en réservant aux corps opto-striés les propriétés inverses. Elle concilie donc les expériences qui font de l'hyperthermie la conséquence de l'excitation cérébrale, et celles qui tendent à la représenter comme liée au défaut d'action de certains territoires corticaux ou même de la totalité de l'encéphale.

Malheureusement un grand nombre d'auteurs, dans l'étude parallèle de la même question, sont arrivés à des résultats plus ou moins contradictoires. La majorité s'accorde cependant sur un point, à savoir l'influence hyperthermisante des lésions du corps strié et spécialement du noyau caudé. Ainsi

G.

MM. Baginsky et Lehmann (1), après avoir détruit une partie
de l'écorce cérébrale et de la substance blanche sous-jacente,
constatent à peine une légère élévation de température, bientôt disparue, alors que l'excitation du noyau caudé leur
montre au contraire, chez l'animal en expérience (lapin), une
hyperthermie véritable, atteignant 41°,5 et persistant plusieurs
jours de suite. De même M. Girard (2), en pratiquant sur le
cerveau du lapin des piqûres multipliées, n'a pu observer tout
d'abord la moindre modification thermique, hormis dans les
cas où les lésions intéressaient le bord interne du corps strié
et les parties sous-jacentes. Comme les deux auteurs précédents, il confirmait donc absolument les expériences de MM.
Aronsohn et Sachs. Mais de nouvelles recherches lui ont appris,
par la suite, que le corps calleux et la partie antérieure de la
couche optique réagissent aussi à la piqûre en provoquant
une élévation de la température rectale. Aussi a-t-il admis, depuis, que les régions cérébrales chargées de régler la calorification sont très nombreuses, sans croire cependant qu'il soit
possible, à l'exemple de M. Ott, d'en déterminer la situation
exacte (3).

M. Sawadowski (4) se rallie, au contraire, à l'opinion exclusive qui attribue la fonction thermogène au corps strié seul,

(1) Zur Function des corpus striatum (nucleus caudatus). *Virchow's Arch.*, 1886,
t. CVI, p. 258.

(2) Contribution à l'étude de l'influence du cerveau sur la chaleur animale et sur
la fièvre. *Arch. de Physiologie*, 1886, 2° semestre, p. 281 ; 1888, 1er semestre,
p. 312. — Effets de l'antipyrine. *Soc. méd. de la Suisse romande*, 1887, p. 642.

(3) C'est à une conclusion analogue qu'aboutit M. VERGES-HONTA (Recherches
sur l'hyperthermie d'origine cérébrale. Th. Paris, 1886).

(4) Zur Frage über die Localisation der Wärmeregulirenden Centren im Gehirn
und über die Wirkung des Antipyrins auf den Thiërkörper. *Centralbl. f. d.
Medicin. Wissensch.*, 1888, p. 144, 161, 178.

et il la localise uniquement à la partie postérieure de ce ganglion. Son opinion est fondée sur les expériences suivantes,
faites sur le chien : après une section pratiquée en arrière du
corps strié, de telle sorte que ce dernier soit complètement
séparé du reste de l'axe cérébro-spinal, il voit la température
rectale s'abaisser progressivement de 38°,1 à 31°,4. Cet
abaissement persiste malgré l'injection de substances putrides,
capables de produire la fièvre chez un chien normal. Mais
qu'une section, aussi profonde que la précédente, atteigne la
région cérébrale antérieure, aucune modification thermique ne
s'ensuivra, lorsque les corps striés ne sont pas intéressés. Par
contre, si l'action du traumatisme a déterminé leur excitation
mécanique, on observe une hyperthermie considérable. Dans
les cas enfin où leur partie antérieure est seule détruite, une
injection intra-veineuse d'antipyrine pourra encore abaisser
la température interne de l'animal, mais n'aura plus son
influence habituelle (vaso-dilatatrice) sur les vaisseaux de la
peau. Il y aurait donc, dans les corps striés, deux centres
distincts : l'un antérieur, centre vaso-moteur, réglant la perte
de chaleur par l'intermédiaire des vaisseaux cutanés ; l'autre
postérieur, centre thermique proprement dit, réglant la production de chaleur dans l'intimité des tissus.

Sans aller aussi loin que M. Sawadowski dans l'analyse
des fonctions du corps strié, M. W. Hale White (1) considère
cependant ce dernier comme l'unique centre thermogène. A
ce propos, il a soin de faire remarquer que les poissons et les
amphibies, et généralement tous les animaux à sang froid,

(1) *The Journal of Physiology,* 1890, p. 1, et 1891, p. 233. *The British med.
Journal,* 1890, p. 249.

ont un corps strié beaucoup moins développé que les animaux
à sang chaud. Si les lésions de quelques autres points de l'encéphale, tels que le septum lucidum et les pédoncules cérébraux,
peuvent déterminer aussi une élévation de température, M. Hale
White l'explique par ce fait que la première de ces régions
dépend anatomiquement du corps strié, et que la seconde
contient les fibres envoyées par celui-ci vers le bulbe. Au
contraire, toute blessure atteignant soit les circonvolutions
antérieures, soit la couche optique, n'est suivie d'aucune réaction thermique appréciable. Seules, les parties postérieures
de l'écorce pourraient, par leur destruction, donner lieu à
un certain degré d'hyperthermie; mais celle-ci paraît être
aussi rare que peu durable.

Telle n'est pas la manière de voir de M. Baculo (1), qui conclut nettement à l'influence modératrice exercée sur la température par les circonvolutions cérébrales antérieures. Les
piqûres qui atteignent ces dernières seraient, d'après lui,
constamment accompagnées d'un abaissement thermique persistant pendant plusieurs jours. Le même auteur réserve, en
outre, à la couche optique, l'influence que la plupart de ses
prédécesseurs accordent au corps strié. Il montre, enfin, que
la lésion du tubercule quadrijumeau antérieur détermine une
hyperthermie généralisée, avec prédominance du côté du corps
correspondant au tubercule intéressé (2).

Si l'opinion de M. Ott sur le rôle thermotaxique de l'écorce
cérébrale est admise par M. Baculo et, jusqu'à un certain point,
par M. Hale White, elle semble contredite par les expériences

(1) *La Riforma medica*, 1892, t. IV, p. 446.
(2) Pareil phénomène vient d'être observé par M. Ott. *The Journ. of nervous
disease*, 1893, p. 1.

de M. Landois (1) qui, après celles de M. Richet, permettent
d'attribuer à l'excitation des circonvolutions le pouvoir d'élever
la température centrale. En répandant de la créatine en poudre
sur la circonvolution post-cruciale droite d'un chien anesthésié
par l'éther, M. Landois a observé, en effet, une ascension
thermique très accentuée (42°,3), au moment de la mort de
l'animal, survenue, il est vrai, à la suite de convulsions intenses et répétées. Rappelons enfin que, selon M. R. Dubois (2),
la température des animaux hibernants, abaissée pendant la
période de sommeil, ne peut plus s'élever lorsqu'on a supprimé
les couches corticales des hémisphères, ce qui tendrait à con-
férer à celles-ci un rôle thermogène et non un rôle thermotaxique.

A côté des auteurs qui admettent l'existence de centres
thermiques cérébraux, et qui les localisent d'une façon plus
ou moins précise, sans être, d'ailleurs, toujours d'accord sur
le siège même de la localisation, il en est d'autres qui, tout en
reconnaissant à l'encéphale une part d'influence dans la thermogenèse, ne croient pas cependant qu'il s'agisse d'une fonction
spécialisée. M. U. Mosso (3), par exemple, attribue à l'excitation générale du système nerveux les élévations thermiques
observées à la suite des piqûres du cerveau. En traversant ou
en détruisant l'écorce grise, la substance blanche, et même le
corps strié, il n'a jamais pu déterminer qu'une hyperthermie
passagère, ce qui est difficile à concilier, pense-t-il, avec l'existence d'une lésion durable d'un centre thermique. Bien plus, il
a remarqué que la température des animaux peut très souvent
commencer à s'élever dès le début de l'expérience, avant

(1) *Soc. méd. de Greifswald,* 4 août 1888.
(2) *C. R. Soc. de biologie,* 11 février 1893.
(3) *Arch. Italiennes de biologie,* 1890, t. XIII, p. 451.

même que le cerveau soit directement atteint. Une fois l'opération terminée, et l'animal remis en liberté, le mouvement ascensionnel s'arrêterait bientôt, et, au bout de quelques heures, la température serait revenue à son niveau normal. Aussi M. Mosso adopte-t-il une opinion analogue à celle de M. Richet, en admettant que l'hyperthermie est due, non pas à la lésion elle-même, mais à l'excitation psychique dont cette dernière est l'occasion. Contre l'existence d'un centre thermique localisé dans les corps striés, il invoque en outre l'expérience suivante : la destruction préalable de ces deux ganglions, chez le chien, n'empêche pas la température centrale de s'élever ultérieurement sous certaines influences (telles que la saignée). Ce fait, en contradiction directe avec les constatations de M. Sawadowski, ne semble-t-il pas indiquer que les fonctions thermogènes ne sont pas régies exclusivement par le corps strié ?

A ce propos, M. Mosso fait observer que les quelques auteurs qui sont parvenus à détruire le cerveau, plus ou moins complètement, sans déterminer la mort rapide des animaux opérés, n'ont presque jamais constaté de modification thermique. Tel est le résultat des recherches de Goltz (1), chez le chien, recherches entreprises, à vrai dire, dans un but particulier. Tel est aussi le résultat des expériences de M. Christiani (2), chez des lapins dont il enlevait les deux hémisphères. Toutefois ce même auteur a vu, un peu plus tard, que l'ablation des couches optiques provoque un notable abaissement de la température rectale ; mais il ne dit pas s'il faut attribuer ce phénomène à la suppression d'un centre thermogène, ou, tout simplement, à l'action du choc trau-

(1) Voir Mosso. *Loc. cit.*, p. 463.
(2) *Zur Physiologie des Gehirnes*, 1885, p. 23.

matique. Quelque temps après, MM. Corin et van Beneden (1), en opérant sur des pigeons, ont réussi à énucléer
le cerveau tout entier, par section intra-crânienne des pédoncules, sans observer la moindre différence entre la courbe thermique de ces animaux et celle des autres pigeons.

Les expériences plus récentes de M. Adami (2), parlent
dans le même sens. Elles lui ont montré, chez des poules auxquelles il avait enlevé la totalité des deux hémisphères, que
l'injection d'une culture virulente de vibrio Metschnikovi
détermine l'apparition de symptômes fébriles aussi intenses
que chez des animaux intacts. Ces résultats, s'ils sont exacts,
ne semblent pas faits pour permettre de conclure à l'existence
de centres thermogènes dans le cerveau. Toutefois, d'après
d'autres expériences dues au même auteur, les animaux privés d'hémisphères, et placés dans un milieu chauffé à 22°,
présentent une rapide élévation de la température rectale,
phénomène qu'on n'observe pas chez les animaux témoins, et
qui implique un trouble profond de la régulation thermique.

(1) Recherches sur la régulation de la température chez les pigeons privés
d'hémisphères cérébraux. *Arch. de Biologie*, 1886, p. 265.
(2) Heat centres in the nervous system. *The Lancet*, 1891, p. 615.

CHAPITRE II

Recherches personnelles (1).

Le résultat le moins contestable des travaux que nous venons de résumer est de montrer que certaines lésions encéphaliques peuvent être suivies d'une élévation de la température centrale. Contrôler la réalité du fait et en chercher la signification, tel est le but que nous nous sommes proposé. Dans nos expériences, nous n'avons eu que rarement recours aux cautérisations superficielles à l'aide d'une substance chimique. Ce procédé nous a paru, d'ailleurs, sujet à caution, car il détermine en général la production de lésions plus ou moins diffuses, qui détruisent autant qu'elles excitent les régions atteintes. La méthode la plus simple, la meilleure par conséquent, semble-t-il, est celle des piqûres intra-crâniennes, faites avec un stylet de deux millimètres de diamètre. C'est elle qu'ont mise en pratique la majorité des expérimentateurs ; nous l'avons employée à notre tour. Elle a l'avantage de ne provoquer qu'un traumatisme insignifiant et toujours le même ; elle permet la délimitation exacte du point lésé, soit à la superficie, soit dans la profondeur du cerveau ; elle fournit enfin, tant elle est rapide et peu compliquée, toute facilité pour opérer d'une façon rigoureusement aseptique. Or, c'est là une condition d'importance particulière. Ne faut-il pas en effet, dans une étude du genre de celle-ci, se mettre surtout en garde contre l'infection ?

(1) Toutes ces recherches ont été faites au Collège de France, dans le laboratoire de M. François-Franck.

Voici la marche suivie dans chaque expérience, faite avec
des instruments rendus aseptiques par le flambage et l'eau
phéniquée : après avoir déterminé exactement la température
d'un lapin pesant environ deux kilogrammes, on attache l'animal sur la planche de Czermak, et, la peau du crâne étant
rasée, savonnée, puis lavée au sublimé, on pratique, sur la
ligne médiane, une incision longue de deux ou trois centimètres, parallèle à la scissure sagittale et perpendiculaire à la
scissure coronaire.

L'un des angles formés, en avant, par la réunion des deux
scissures, peut servir de point de repère ; il correspond à peu
près à la partie supérieure d'un plan vertical passant par le
tiers antérieur du ventricule latéral, c'est-à-dire au voisinage
immédiat du noyau caudé et de la couche optique. Selon la
région du cerveau qu'on cherche à atteindre, il suffit alors de
percer avec un foret, à une distance donnée de l'angle corono-
sagittal, un petit orifice de quelques millimètres de large, et d'y
enfoncer verticalement le stylet. En général, on n'observe
aucune effusion de sang, et, une fois l'instrument retiré, on
n'a plus qu'à suturer la peau au crin de Florence et à faire un
pansement antiseptique (vaseline boriquée, iodoforme). La
durée totale de l'opération n'excède pas une dizaine de minutes. Lorsqu'elle est terminée, l'animal, aussitôt remis en
liberté, se promène dans le laboratoire, sans présenter aucun
changement appréciable dans son aspect habituel. Quelquefois cependant, comme l'a noté M. Richet, il manifeste une
certaine excitation, cherchant à fuir lorsqu'on veut le saisir ;
dans d'autres cas, au contraire, il reste à l'endroit où on l'a
déposé, immobile et quelque peu somnolent. Mais ces allures
différentes ne nous ont pas semblé nettement en rapport avec

les variations de la température centrale. Celle-ci a toujours été prise dès l'opération terminée, non seulement dans le rectum, mais encore dans le conduit auriculaire. Elle a été relevée de la même manière, et à intervalles à peu près égaux, pendant les trois ou quatre heures suivantes. Nous n'avons, à dessein, tenu compte que des modifications thermiques précoces ; celles qui, plus tardives, se manifestent seulement au bout de plusieurs heures, peuvent, en dépit des précautions prises contre l'infection, ne pas être la conséquence directe de la lésion cérébrale elle-même. Le lendemain de l'opération, la plupart des lapins, présentant toutes les apparences de la santé, subissaient une nouvelle piqûre dans une autre région des hémisphères. Quelques-uns même ont été opérés trois fois. Vingt-quatre heures environ après la dernière piqûre, on les tuait par le chloroforme, et leur cerveau, durci dans l'alcool, était l'objet d'un examen ultérieur.

Sur un nombre total de soixante-dix lapins, soixante ont servi aux expériences que nous venons de décrire, et les dix autres aux recherches faites à l'aide de substances chimiques. Nous espérons pouvoir contrôler plus tard cette étude sur d'autres animaux.

§ 1. — Influence des piqûres du cerveau sur la température centrale.

Des soixante lapins opérés par piqûre intra-crânienne, il convient d'en éliminer six, chez lesquels la lésion accidentelle des pédoncules ou du bulbe a déterminé des désordres rapidement mortels, accompagnés d'une hypothermie plus ou moins accentuée. Tous les autres ont supporté l'opération sans aucun dommage apparent, et souvent sans réaction thermique. C'est ainsi que trente-quatre d'entre eux ont conservé leur température normale, ou n'ont eu, en l'espace de trois ou quatre heures, qu'une légère élévation de quelques dixièmes de degré. Les vingt lapins restant, c'est-à-dire un peu plus du tiers, ont tous présenté, trois heures au plus après la piqûre, une ascension thermique de 1° ou 2° centigrades, soit une moyenne de 41° environ (température rectale). La température auriculaire a suivi une courbe absolument parallèle, tout en se maintenant à 1/2° ou 1° au-dessous de la précédente. Ce n'est pas là, sans doute, une hyperthermie aussi accentuée que celle qu'ont observée quelques-uns des expérimentateurs dont nous avons résumé les travaux ; c'est du moins un phénomène très net, étroitement lié à la lésion qui en a précédé la manifestation, et impossible à attribuer à une infection quelconque.

Nous citerons, par exemple, l'expérience XI comme très démonstrative à cet égard. Après une piqûre intra-crânienne, faite dans l'angle corono-sagittal droit et traversant verticalement tout le cerveau, la température du lapin opéré, qui était de 39°,4 avant l'expérience, est montée à 41°, en trois quarts d'heure. Il y a donc eu, dans ce court laps de temps, une ascension de 1°,6. Celle-ci a continué, mais beaucoup plus lente, pendant une heure un quart environ ; à ce moment, le thermomètre marquait 41°,4. Puis la période décroissante a commencé à se dessiner peu à peu, si bien que, quatre heures après la piqûre, la colonne mercurielle indiquait encore 41°. Enfin, vingt-quatre heures plus tard, la température était revenue à son niveau habituel. Dans cette expérience, qui n'a été suivie d'aucun autre phénomène anormal, l'apparition pour ainsi dire immédiate de l'hyperthermie et sa disparition progressive n'obligent-elles pas à considérer cette dernière comme la conséquence évidente de la lésion cérébrale?

Dans la plupart des cas, il est vrai, l'hyperthermie ne se manifeste pas d'une façon aussi rapide ; elle est retardée par une période préalable d'abaissement thermique, laquelle constitue l'effet initial du plus grand nombre des piqûres du cerveau. Mais cette période d'abaissement, qui d'ailleurs n'existe pas toujours, semble d'autant moins durable que la période d'élévation doit être plus accentuée. Secondaire ou primitive, celle-ci se prononce, au plus tard, vers la fin de la première heure. Elle est caractérisée, comme dans l'exemple que nous avons rapporté, par un brusque mouvement d'ascension, atteignant en peu de temps son fastigium, et s'y arrêtant pendant deux ou trois heures environ. Le mouvement de descente qui lui succède paraît, au contraire, assez lent : aussi peut-il passer inaperçu, lorsqu'on ne prolonge pas l'observation. Mais, le lendemain, toute modification thermique a généralement disparu. C'est du moins ce que nous avons constaté dans presque toutes nos expériences, soit dix-sept fois sur vingt. Nous croyons donc que les cas d'hyperthermie persistant plusieurs jours de suite, tels qu'en ont observé quelques expérimentateurs, doivent être relativement rares. Ce résultat est à rapprocher de certaines observations cliniques relatées dans la première partie de ce travail, et montrant que les traumatismes cérébraux s'acccompagnent, chez l'homme, d'une élévation thermique précoce, mais souvent passagère, alors surtout que la terminaison mortelle n'est pas imminente. Il y a là un phénomène exactement comparable à celui que nous venons d'indiquer chez le lapin.

Les conditions dans lesquelles ce phénomène se produit, et la manière dont il évolue suffiraient à démontrer son origine nerveuse et à exclure toute hypothèse d'infection. A celle-ci les preuves matérielles font d'ailleurs défaut. On ne trouve, en effet, dans la substance cérébrale, aucune réaction locale autour du petit point ecchymotique déterminé par la piqûre, et les différents organes des animaux sacrifiés après l'expérience ne présentent, en général, aucune lésion appréciable. Il faut enfin noter, en y insistant d'une façon particulière, que l'hyperthermie ne se manifeste pas à la suite de toutes les piqûres du cerveau, mais qu'elle succède exclusivement à celles qui intéressent certaines régions des hémisphères. Quelles sont ces régions ? C'est ce qui nous reste à déterminer maintenant.

§ 2. — Influence des piqûres du cerveau sur la température centrale, selon la région atteinte.

1° Piqures superficielles. — Toutes les piqûres à la suite desquelles nous avons constaté une élévation de température sont des piqûres profondes, c'est-à-dire traversant le cerveau jusqu'à la base du crâne (étage antérieur), ou pénétrant au moins dans les ventricules. Les piqûres qui n'atteignent, au contraire, que la surface des hémisphères, — écorce grise et substance blanche sous-jacente, — ne nous ont jamais semblé susceptibles de déterminer l'hyperthermie. Leur effet se borne à l'abaissement initial, déjà signalé après les piqûres profondes ; puis, au bout d'une heure et quelquefois plus, la température revient à son niveau normal, mais elle ne le dépasse pas ou le dépasse à peine. Tels sont les résultats, on peut dire constants, auxquels nous ont conduit une trentaine de piqûres superficielles, malgré la diversité des régions corticales successivement intéressées. Il nous est donc impossible, d'après nos seules recherches, d'admettre une action particulière à certaines circonvolutions, puisque les piqûres de la région cruciale, comme celles des autres régions antérieures ou postérieures, nous ont paru donner lieu à la même réaction thermique, c'est-à-dire à un abaissement de température. Ce dernier doit-il être spécialement attribué à l'excitation de l'écorce cérébrale ? Bien qu'il se produise aussi à la suite des piqûres profondes, rien ne prouve que, même dans ces cas, il ne soit pas la conséquence des lésions superficielles faites par le stylet. Cette interprétation serait conforme à l'opinion des auteurs qui attribuent à l'écorce un rôle thermotaxique. Quelques-uns, on l'a vu, ont pu provoquer l'hyperthermie en détruisant certains points des circonvolutions. Nous avons fait, à notre tour, quelques expériences semblables ; mais, peut-être à cause de leur petit nombre, elles ne nous ont pas permis de constater pareil phénomène. En déposant sur la surface du cerveau, à travers un étroit orifice percé dans la voûte crânienne, une goutte d'une solution de potasse à 10 0/0, nous avons déterminé, dans cinq cas, la production d'une eschare superficielle assez étendue ; jamais cependant il ne s'est manifesté de modification thermique notable, à part un léger abaissement, bientôt disparu. Dans cinq autres expériences, nous avons employé une solution de cocaïne à 5 0/0 dont, à l'aide d'une seringue de Pravaz, nous déposions une goutte sur la circonvolution la plus voisine de l'angle corono-sagittal ; nous eussions dû, semble-t-il, en raison de la paralysie fonctionnelle de la région cocaïnée, observer un effet contraire à celui des piqûres. Il n'en a rien été, et la modification thermique s'est montrée la même que précédemment (1).

De ces différentes expériences nous sommes donc obligé de conclure que, dans les conditions où nous nous sommes placé, les lésions, et, en particulier, les piqûres strictement limitées à l'écorce cérébrale n'engendrent pas l'hyperthermie.

2° PIQURES PROFONDES. — Si, dans nos recherches, tous les cas d'élévation thermique ont été exclusivement la conséquence de piqûres profondes, toutes les piqûres profondes ne donnent pas lieu au même résultat. Seules paraissent aptes à le produire celles qui atteignent une des régions suivantes : noyau caudé, couche optique, corps calleux, septum lucidum, trigone. Chaque fois, au contraire, que la lésion a porté sur une autre partie du cerveau, capsule interne, noyau lenticulaire, etc., nous n'avons observé qu'une première période d'abaissement, en général plus prolongée que dans les cas avec hyperthermie consécutive ; puis la température, revenue à son niveau normal, s'y maintenait ou le dépassait seulement de 4 ou 5 dixièmes de degré, comme après une piqûre superficielle. Nous avons pu constater souvent, chez le même lapin opéré deux fois, cette différence dans l'effet provoqué par la piqûre, selon la région atteinte.

La propriété de réagir par une élévation thermique, sous l'influence de certains traumatismes, n'est donc pas généralisée à tout l'ensemble de l'encéphale, mais paraît appartenir à quelques territoires spéciaux. Faut-il voir dans ces divers territoires autant de centres thermogènes ? Telle est la question qui se pose.

(1) Il faut avoir soin de déposer la goutte de potasse ou de cocaïne à la surface même des circonvolutions ; sinon on détermine souvent la production de lésions plus profondes qu'il ne convient.

En admettant que les fonctions calorifiques soient réellement sous la dépendance directe d'une partie du cerveau, il paraît difficile de les attribuer indistinctement à plusieurs régions très différenciées, et n'ayant entre elles que des rapports de contiguïté. Il est plus vraisemblable, au contraire, de les supposer localisées à une seule de ces diverses régions dont l'apparente similitude d'action ne serait due, dans cette hypothèse, qu'à l'intimité de leur voisinage réciproque. Chercher le véritable centre thermogène, voilà en un mot le problème à résoudre. Pour essayer d'y parvenir, il est nécessaire de préciser la part spéciale qui revient à chacun des territoires précédemment indiqués dans la production de l'hyperthermie consécutive aux piqûres cérébrales.

a) *Noyau caudé.* — C'est ce ganglion que plusieurs expérimentateurs s'accordent à considérer comme l'unique centre thermogène intracérébral. Nos recherches semblent apporter un certain appui à cette opinion, puisque, sur les vingt piqûres à la suite desquelles nous avons observé une élévation thermique, le noyau caudé a été atteint douze fois d'une façon très nette. Dans les huit autres cas, à vrai dire, il est resté tout à fait indemne, le stylet ayant passé à deux ou trois millimètres en dedans, à travers la paroi opposée du ventricule latéral. Toutefois l'ascension de la température a été relativement équivalente dans l'une et l'autre série, soit, en moyenne, de 1°,4 environ. Cette constatation tendrait donc à retirer au noyau caudé l'influence exclusive qu'on lui prête sur les fonctions calorifiques, si l'on n'était en droit de supposer, comme nous l'avons déjà dit, que, même en l'absence de lésion directe, ce noyau peut être excité indirectement par la piqûre d'une région contiguë. Mais les faits suivants sont plus difficiles à expliquer, car ils montrent que cette lésion directe, plus capable cependant que toute autre de déterminer l'excitation du ganglion intéressé, existe souvent sans donner lieu à l'hyperthermie.

Il faut, en effet, établir une distinction absolue entre les piqûres qui atteignent le bord interne du noyau caudé, et celles qui traversent ses parties centrale ou externe. Tandis que l'élévation thermique est une conséquence fréquente des premières, nous ne l'avons jamais vue succéder aux secondes. Aussi peut-on affirmer, croyons-nous, que le noyau caudé, dans les trois quarts au moins de son étendue, n'a aucune action appréciable sur la calorification. Les seules piqûres à la suite desquelles l'hyperthermie se soit manifestée sont celles du bord interne, c'est-à-dire ventriculaire. Celui-ci a été lésé six fois dans son tiers antérieur, quatre fois dans son tiers moyen, deux fois dans son tiers postérieur. Il semble, par conséquent, susceptible de réagir d'une manière identique sur toute sa longueur, et nous ne pensons pas, à ce sujet, devoir accorder une sensibilité spéciale à l'un de ses segments, comme l'ont fait MM. Aronsohn et Sachs pour l'angle interne, et M. Sawadowski pour l'extrémité postérieure. Quoi qu'il en soit, si l'on accepte la réalité du rôle thermogène attribué au noyau caudé, il faut, on le voit, réserver ce rôle à une portion très limitée. Encore cette conclusion comporte-t-elle plus d'une restriction. En effet, dans cinq expériences où le stylet avait atteint nettement le bord interne du ganglion, les plus fortes élévations thermiques n'ont pas dépassé $0°,4$ (deux fois), $0°,3$ (deux fois), $0°,2$ (une fois). Cette absence de réaction chez les animaux opérés n'est imputable à aucun accident consécutif aux expériences, faites d'ailleurs dans les mêmes conditions que les précédentes.

En présence de ces différents faits, il est permis de se

demander si l'hyperthermie produite par certaines piqûres cérébrales est réellement due à l'excitation du noyau caudé, puisqu'elle peut se manifester, d'une part, lorsque le noyau caudé est intact, et faire défaut, d'autre part, lorsque le noyau caudé est lésé.

b) *Corps calleux, septum lucidum et trigone.* — Sur une coupe horizontale d'un des hémisphères cérébraux du lapin, on voit que le corps calleux et le septum lucidum (1) contribuent à fermer en dedans l'extrémité antérieure et supérieure du ventricule latéral, faisant face au bord interne du noyau caudé qui ferme en dehors la plus grande partie du même ventricule. Immédiatement au-dessous du corps calleux, se trouve la partie moyenne du trigone dont les branches postérieures vont se perdre, en arrière, dans la corne d'Ammon. Lorsque le stylet est enfoncé verticalement dans l'angle corono-sagittal antérieur, il atteint aussi souvent les limites antéro-internes du ventricule (corps calleux, septum lucidum, trigone) que sa limite externe (noyau caudé). Cependant, malgré la différence des régions intéressées, l'hyperthermie peut se produire également dans les deux cas. C'est ainsi que, dans nos expériences, nous l'avons observée huit fois, après avoir traversé les limites antéro-internes du ventricule sans toucher le noyau caudé (2). Par contre, dans neuf autres expériences, les mêmes régions ayant été lésées de la même manière, il n'y

(1) D'après STIEDA (Studien über das Centralnervensystem der Wirbelthiere. *Zeitschr. f. Zoologie*, 1870, p. 273), le septum lucidum, chez le lapin, a l'aspect d'une petite masse grise qui sépare, en avant, les extrémités antérieures des deux corps striés, et se continue, en arrière, avec les branches postérieures du trigone.

(2) Deux autres fois, le bord interne du noyau caudé a été atteint en même temps.

a pas eu d'élévation de température consécutive ; l'hyperthermie déterminée par les piqûres qui les atteignent n'a donc
qu'une signification très discutable quant à l'existence, dans
ces régions, d'un centre thermogène proprement dit, ou de
fibres venues d'un centre plus éloigné (1).

c) *Couche optique*. — Profondément située sous la corne
d'Ammon, la couche optique forme, par son extrémité antéro-
externe, une partie du plancher du ventricule latéral. Elle a
été touchée treize fois, sur vingt expériences suivies d'hyperthermie. Ce résultat indique-t-il, comme l'ont dit quelques
auteurs, qu'elle ait une part importante dans la thermogenèse ?
Il convient de faire remarquer, tout d'abord, que, sur ces treize
cas, elle n'a jamais été touchée isolément ; avant de l'atteindre,
le stylet a traversé quatre fois le noyau caudé et neuf fois le
corps calleux et le trigone. Comme les piqûres de ces régions
ne paraissent exercer, nous l'avons vu, qu'une action intermittente sur la température, on pourrait supposer que les lésions
de la couche optique sont nécessaires à l'apparition des phénomènes thermiques. Mais l'examen d'un certain nombre d'expériences démontre qu'il n'en est rien. En effet, l'hyperthermie
s'est manifestée très nettement dans sept cas où la couche
optique est demeurée indemne ; au contraire, dans treize
autres cas où son extrémité antérieure a été traversée profondément par le stylet, la température des animaux opérés
n'a pas présenté le moindre mouvement ascensionnel. C'est
pourtant en ce point que certains expérimentateurs ont localisé
l'influence thermogène qu'ils accordent à la couche optique. On

(1) Par suite, même si l'on considère le septum lucidum (chez le lapin) comme
un prolongement des corps striés, on voit que, dans la moitié des cas, les piqûres
qui l'ont atteint n'ont pas déterminé d'hyperthermie.

voit que nous ne sommes pas parvenu, pour notre part, à
mettre cette influence thermogène en évidence.

En résumé, les résultats de nos expériences nous montrent,
comme l'ont déjà constaté nombre d'auteurs, que les piqûres
cérébrales peuvent donner lieu, d'une façon très nette, à
une élévation de la température centrale. Ils nous font voir,
en outre, que cette dernière n'est pas la conséquence de
piqûres quelconques, mais qu'elle succède presque exclusivement à celles qui atteignent certaines régions : noyau caudé,
couche optique, corps calleux et trigone. Encore la réaction
thermique ne se produit-elle que dans les cas où les piqûres
traversent les limites ventriculaires de ces régions qui, on le
sait, contribuent à former par une de leurs faces les parois
mêmes du ventricule latéral. Mais il semble difficile d'attribuer, en propre, à une seule d'entre elles une influence spéciale sur la calorification. En effet, le relevé de toutes les
expériences où elles ont été intéressées conduit aux constatations suivantes : sur vingt-cinq piqûres du noyau caudé, douze
seulement ont donné lieu à une ascension thermique, et, parmi
celles qui sont restées sans effet, cinq ont cependant touché le
bord interne ou ventriculaire ; de même, sur vingt-six piqûres
de la couche optique, nous n'en comptons pas plus de treize
avec hyperthermie, bien que la plupart aient atteint le bord
antérieur du ganglion ; enfin, sur dix-neuf piqûres du corps
calleux, du septum lucidum et du trigone, il n'en est que dix
à la suite desquelles se soit manifestée une élévation de température. Puisque la réaction thermique est un phénomène si
inconstant, même après la lésion des territoires qui seuls
paraissent aptes à la provoquer, comment considérer ceux-ci

comme des centres thermogènes proprement dits? Mieux vaut
conclure que, s'il existe réellement un centre thermogène intra-
cérébral, sa véritable situation reste encore à déterminer.

Si, sur ce point, nos recherches ne nous apportent pas de
solution précise, elles nous montrent cependant, d'accord avec
les expériences de beaucoup d'autres auteurs, que, pour obtenir
l'effet thermique, il n'est pas indifférent de léser telle ou telle
partie du cerveau. Jamais, en effet, la piqûre des régions périphériques ou superficielles ne nous a fait constater une ascension
de plus de 0°,5. En revanche, chaque fois que la température
rectale des animaux opérés s'est élevée de 1° ou 2°, l'autopsie
nous a appris que le stylet avait pénétré dans le ventricule
latéral. On peut donc se demander, croyons-nous, si, dans l'état
actuel de nos connaissances, au lieu d'attribuer l'influence
hyperthermisante d'une piqûre cérébrale à la lésion d'un centre
thermogène hypothétique, il n'est pas possible d'admettre,
avec autant de vraisemblance, qu'il s'agit d'une action réflexe
exercée sur le bulbe et la moelle par l'excitation des parois
ventriculaires.

TABLEAUX DES EXPÉRIENCES

Nous rapportons ici, à l'appui des conclusions précédentes, un certain nombre de nos expériences, en commençant par celles qui ont été suivies d'hyperthermie.

N° ET DATE de l'expérience	HEURE	T. rectale	T. auriculaire	Pouls	Respiration	OBSERVATIONS
I. 9 août 1892	3.30	39.6	38.8	...	....	Lapin 6. — Poids : 2 k. 270.
	3.45*	....	....	...	....	*Piqûre à 5mm en avant et à 2mm en dehors angle corono-sagittal droit.
	4.—	39.0	38.0	...	....	Lapin reste un peu somnolent après l'opération, puis peu à peu reprend son allure normale.
	4.45	40.0	39.2			
	5.30	40.6	39.8			
	6.15	41.0	40.4	...	....	*Ascension thermique* de 1°,4, en 2 h. 30.
10 août...	3.—	39.8	39.0	...	....	Tué par chloroforme. — AUTOPSIE. La piqûre a traversé : circonvolutions antéro-internes ; quart interne du centre ovale ; tiers antérieur du bord interne du noyau caudé ; bord antérieur de couche optique.
II. 13 août..	11.30	39.6	39.0	...	....	Lapin 8. — Poids : 1 k. 950.
	11.40*	....	....	...	....	*Piqûre à 5mm à droite et 8mm en avant angle corono-sagittal droit.
	midi	38.8	38.0	..	....	Aucun changement d'allure après l'opération.
	2.—	40.8	40.2	...	....	De temps en temps, le lapin court en demi-cercle dans le laboratoire.
	2.45	41.0	40.4	...	....	*Ascension thermique* de 1°,4, en 3 heures.
	4.—	40.8	40.4			

N° ET DATE de l'expérience	HEURE	T. rectale	T. auri-culaire	Pouls	Respi-ration	OBSERVATIONS
II. 14 août.. (*suite*)	2.—	39.5	39.0	...	....	Tué par chloroforme. — AUTOPSIE. La piqûre a traversé : circonvolutions antérieures, extrémité antérieure du centre ovale; angle antérieur du noyau caudé.
III. 18 août..	11.—	39.4	38.6	224	62	Lapin 11. — Poids : 1 k. 990.
	11.15*	....	....	...	....	*Piqûre à 3^{mm} en dehors angle corono-sagittal droit.
	11.25	39	38.2	...	....	Lapin reste somnolent presque tout le temps.
	midi	39.2	38.2	232	66	
	2.15	40.6	39.8	236	66	*Ascension thermique* de 1°,2, en 3 heures.
	3.15	40.6	39.6			
	5.—	40.2	39.0			
19 août..	......	....	....	...	....	Trouvé mort le matin. — AUTOPSIE. La piqûre a traversé : bord interne de centre ovale, au point où il se confond avec corps calleux; extrémité antéro-interne de couche optique. Noyau caudé intact.
IV. 18 août..	11.30	39.7	39.0	...	....	Lapin 12. — Poids : 2 k. 240.
	11.45*	....	....	...	....	*Piqûre à 3^{mm} en dehors angle corono-sagittal droit.
	11.50	39.2	38.6	...	....	Le lapin reste immobile après l'opération.
	Midi 10	39.2	38.6			
	2.45	41	39.4	...	....	*Ascension thermique* de 1°,3, en 3 heures.
	4.—	41	39.2			
	5.—	40.8	39.2			
19 août..	2.—	39.8	39.0	...	....	Tué par chloroforme. — AUTOPSIE. La piqûre a traversé : circonvolutions antéro-internes; quart antérieur du bord interne du noyau caudé; extrémité antérieure du trigone.

Les quatre lapins de cette première série n'ont subi chacun qu'une seule piqûre. Ils ne peuvent donc servir à montrer la différence de l'effet thermique produit selon la région cérébrale lésée. Les expériences suivantes nous paraissent intéressantes à ce point de vue.

Nº ET DATE de l'expérience	HEURE	T. rectale	T. auriculaire	Pouls	Respiration	OBSERVATIONS
V. 20 oct. 1892	2.30	39.6	38.6	...	....	Lapin 24. — Poids : 2 kilog.
	3.—*	....	....	...	....	*Piqûre dans l'angle corono-sagittal gauche.
	3.15	39.0	38.0	...	....	Lapin somnolent.
	4.—	39.7	38.2			
	5.—	40.8	39.6			
	6.—	41.1	39.6	...	....	*Ascension thermique* de 1º,5, en trois heures.
22 oct....	2.—	39.8	39.0	...	....	Lapin a repris son aspect normal. — Poids : 1 k. 950.
23 oct....	3.—	39.5	38.6			
	3.30*	....	....	...	....	*Piqûre à 5^{mm} en avant et en dehors angle corono-sagittal droit.
	3.40	38.8	38.0	...	....	Lapin somnolent, comme après la première piqûre.
	4.30	39.2	38.4			
	5.30	39.5	38.6	...	....	La température revient à la normale en trois heures, et s'y maintient.
	6.30	39.5	38.8			
24 oct....	2.—	39.4	39.0	...	....	Poids : 1 k. 890. — Tué par chloroforme. — AUTOPSIE. 1º Piqûre du 20 octobre : circonvolutions antéro-internes, corps calleux; — septum lucidum; trigone; extrémité antéro-interne de c. optique. — Noyau caudé intact. 2º Piqûre du 23 octobre : circonvolutions antéro-externes; partie moyenne de capsule interne; tiers postérieur de noyau lenticulaire.
VI. 4 nov....	2.30	39.6	39.0	200	60	Lapin 28. — Poids : 2 k. 130.
	2.45*	...	....	...	....	*Piqûre dans l'angle corono-sagittal gauche.
	2.55	39.0	38.6	200	62	Lapin somnolent.
	3.15	38.9	38.4	212	62	
	5.—	40.8	40.0			
	5.45	41.0	....	216	62	*Ascension thermique* de 1º,4, en 3 heures.
5 nov....	3.—	39.6	39.0	...	....	Lapin a repris aspect normal. — Poids : 2 k. 030.
	3.10*	....	....	...	....	*Piqûre à 3^{mm} en avant, à 8^{mm} en dehors angle corono-sagittal droit.
	3.20	39.0	38.6	...	....	Lapin somnolent, comme la veille.
	4.—	38.8	38.4			
	5.45	39.4	38.8			
	6.45	39.8	39.2	...	....	L'*ascension thermique* ne dépasse pas 0º,2, en trois heures et demie.
6 nov....	4 —	39.6	39.0	...	....	Tué par chloroforme. — AUTOPSIE. 1º Piqûre du 4 novembre : tiers antérieur de surface d'hémisphère gauche et de centre ovale; angle interne du noyau caudé; extrémité antéro-externe de la couche optique. — 2º Piqûre du 5 novembre : circonvolutions externes; bord externe du noyau caudé; capsule interne; bord interne du noyau lenticulaire.
VII. 4 nov....	2.45	39.5	39.0	232	60	Lapin 29. — Poids : 2 k. 340.
	3.—*					*Piqûre angle corono-sagittal gauche.

N° ET DATE de l'expérience	HEURE	T. rectale	T. auriculaire	Pouls	Respiration	OBSERVATIONS
VII. 4 nov... (*suite*)	3.15	39.0	38.4	240	56	Lapin court dans le laboratoire, après l'opération.
	4.—	39.5	38.8	240	60	
	5.—	40.5	40.0	240	66	
	6.—	40.9	40.4	236	66	*Ascension* de 1°,4, en trois heures.
5 nov....	2.30	39.5	39.0	216	66	Poids : 2 k. 240.
6 nov....	2.45	39.0	38.5	...	....	Lapin état normal. — Poids : 2 k. 240.
	3.—*	....	....	...	....	*Piqûre à 8^{mm} en avant et 5 en dehors angle corono-sagittal droit.
	3.15	38.4	38.0			
	4.—	38.4	38.0			
	5.—	33.8	38.2			
	6.—	39.0	38.5	...	....	La température est revenue à la normale en trois heures.
7 nov....	3.—	39.2	38.6	...	....	Tué par chloroforme. — AUTOPSIE. 1° Piqûre du 4 novembre : circonvolutions antéro-internes ; corps calleux ; trigone ; extrémité antérieure de c. optique. 2° Piqûre du 6 novembre : circonvolutions antérieures, en avant du centre ovale qui n'est pas touché (ce qui équivaut à une piqûre *superficielle*).
VIII. 19 nov...	2.15	39.6	39.0	224	48	Lapin 33. — Poids : 2 k. 070.
	2.30*	....				*Piqûre à 6^{mm} en avant angle corono-sagittal gauche et à 4^{mm} en dehors.
	2.40	39.2	38.6	232	52	Lapin court dans le laboratoire.
	3 30	39.2	38.6	328	48	
	5.—	39.6	38.8	224	48	La température, revenue à la normale en deux heures et demie, ne l'a dépassée que de 0°,2, dans les deux heures suivantes.
	6.—	39.8	38.2	224	48	
	7.—	39.8	39.2			
20 nov...	3.—	39.8	39.2			
21 nov...	1.45	39.6	39.0	208	62	Lapin état normal. — Poids : 2 k. 070.
	2.—*	....	....	...	....	*Piqûre à 4^{mm} en avant et en dehors angle corono-sagittal droit.
	2.10	39.0	38.4	...	....	Lapin court dans le laboratoire.
	3.—	39.8	39.2	224	52	
	4.—	40.2	39.6	224	54	
	4.30	40.6	40.0	224	62	*Ascension thermique* de 1°, en deux heures et demie.
	5.15	40.6	40.0	224	60	
	6.15	40.2	39.4	224	56	Poids : 2 k. 070.
22 nov...	2.—	39.8	39.2	224	56	
23 nov...	2 30	39.2	38.8	208	48	*Piqûre *superficielle* à 8^{mm} en arrière angle corono-sagittal gauche.
	2.50	...	...	...	....	Lapin court dans le laboratoire.
	3.—	37.8	37.2	224	48	
	3.45	38.0	37.4	232	46	
	5.—	39.0	38.2	236	48	La température revient à la normale en trois heures environ, et ne s'élève que de 0°,2 dans l'heure suivante.
	6.—	39.4	38.6	236	48	
	6.50	39.4	38.6	220	44	

Nº ET DATE de l'expérience	HEURE	T. rectale	T. auri- culaire	Pouls	Respi- ration	OBSERVATIONS
VIII. 24 nov... (*suite*)	2.—	39.4	38.8	223	50	Tué par chloroforme. — AUTOPSIE. 1º Piqûre du 19 novembre : circonvolutions antérieures; tiers antérieur du centre ovale; partie antéro-externe de capsule interne ; partie externe du noyau lenticulaire. 2º Piqûre du 21 novembre : circonvolutions antéro-internes, tiers antérieur du centre ovale; extrémité antérieure du bord interne du noyau caudé. 3º Piqûre du 23 novembre : écorce cérébrale à 5ᵐᵐ en arrière du point 6 de Ferrier, en dedans du sillon superficiel postérieur ; substance blanche sous-jacente
IX. 25 nov...	2.20	39.6	39.2	200	66	Lapin 36. — Poids : 1 k. 990.
	2.40*	....	....	...	....	*Piqûre à 3ᵐᵐ en avant angle corono-sagittal gauche.
	2.55	39.2	38.6	...	....	Lapin très calme.
	3.40	39.6	38.8	232	66	
	4.40	39.8	39.2	232	68	
	5.40	40.8	40.0	240	76	*Ascension thermique* de 1º,2, en trois heures.
	6.40	40.9	40.2	232	76	
26 nov...	3.—	39.6	39.0	224	66	Poids : 1 k. 890.
28 nov...	2.30	39.5	39.0	200	60	Poids : 1 k. 990.
	2.45*	....	....	...	....	*Piqûre à 3ᵐᵐ en avant et en dehors angle corono-sagittal droit.
	2.55	39.0	38.4			
	3.30	38.4	38.0	208	54	
	4.30	39.0	38.2	224	60	
	6.—	39.4	38.8	216	60	
	7.—	39.6	39.0	216	60	La température n'est montée que de 0º,1, en quatre heures et quart.
29 nov...	2.15	39.5	39.0	200	50	Lapin normal. — Poids : 1 k. 920.
	2.30*	....	....	...	....	*Piqûre *superficielle* à 6ᵐᵐ en arrière angle corono-sagittal gauche.
	2.40	39.0	38.2			
	3.30	38.4	37.8	200	46	La température s'est abaissée de 1º, 1,en une heure ; trois heures après elle est encore de 0º,5 au-dessous de la normale.
	4.30	38.6	38.0	208	46	
	5.30	38.8	38.0	208	46	
	6.30	39.0	38.4			
30 nov...	2.15	39.4	38.8	208	48	Poids : 1 k. 940. — Tué par chloroforme. — AUTOPSIE. 1º Piqûre du 25 novembre : circonvolutions antéro-internes ; extrémité antérieure du centre ovale ; extrémité antérieure du bord interne du noyau caudé, puis bord externe ; capsule interne. 2º Piqûre du 28 novembre : mêmes lésions que précédemment, mais le bord interne du noyau caudé n'est pas touché. 3º Piqûre du 29 novembre : écorce grise des circonvolutions postéro-internes.

N° ET DATE de l'expérience	HEURE	T. rectale	T. auriculaire	Pouls	Respi- ration	OBSERVATIONS
X. 3 déc....	2.50	39.6	38.8	200	60	Lapin 39. — Poids : 2 k. 350.
	3.—*	....	....	...	....	*Piqûre à 6mm en avant angle corono-sagittal gauche.
	3.15	39.2	38.4	...	....	Lapin calme.
	3.45	39.6	39.0	216	42	
	4.45	40.4	39.6	224	54	
	5.30	40.8	40.0	224	54	*Ascension thermique* de 1°,2, en deux heures et demie.
	6.30	40.2	39.6			
4 déc....	3.—	39.6	39.0			
5 déc....	2.30	39.5	39.0	232	50	Poids : 2 k. 260.
	2.40*	....	....	...	....	*Piqûre à 5mm en dehors angle corono-sagittal droit.
	2.50	38.8	38.2			
	3.30	38.2	37.6	240	46	
	4.30	39.0	38.2	240	44	
	5.30	39.2	38.6	240	46	
	6.40	39.6	39.0	240	48	*Ascension* de 0°,1, en quatre heures.
6 déc....	2.—	39.6	....	...	....	Tué par chloroforme. — AUTOPSIE. 1° Piqûre du 3 décembre : circonvolutions antéro-internes ; partie interne de centre ovale ; extrémité antérieure du noyau caudé. 2° Piqûre du 5 décembre : partie médiane du centre ovale ; bord antérieur de corne d'Ammon ; extrémité antéro-interne de couche optique.
XI. 8 déc....	2.10	39.4	38.8	240	56	Lapin 40. Poids : 1 k. 725.
	2.20*	....	....	...	....	*Piqûre angle corono-sagittal droit.
	2.30	39.2	38.5	...	....	Le lapin se promène dans le laboratoire.
	3.05	41.0	39.2	268	72	
	3.30	41.0	39.2	280	72	
	4.20	41.4	39.6	296	64	*Ascension* de 2°, en deux heures.
	5.20	41.2	39.6	288	64	
	6.20	41.0	39.5	288	64	
9 déc....	2.15	39.5	38.8	240	44	Poids : 1 k. 620.
	2.30*	....	....	...	....	*Piqûre à 8 mm en dehors angle corono-sagittal gauche.
	2.40	39.0	38.2			
	3.30	39.2	38.4	240	48	
	4.45	39.8	39.0	252	48	
	6.—	40.0	39.2	256	50	La température n'est montée que de 0°,5, en trois heures et demie.
10 déc...	3.—	39.5	39.0	216	40	Poids : 1 k. 620. Tué par chloroforme. AUTOPSIE. 1° Piqûre du 8 décembre : circonvolutions antéro-internes ; bord interne du centre ovale, au point où il se confond avec corps calleux ; angle interne du noyau caudé (effleuré seulement) ; extrémité antérieure du trigone ; face interne de l'hémisphère, à 2 mm en avant de la c. optique. 2° Piqûre du 9 décembre : circonvolutions antéro-externes ; angle postérieur du n. lenticulaire ; capsule interne.

N° ET DATE de l'expérience	HEURE	T. rectale	T. auriculaire	Pouls	Respiration	OBSERVATIONS
XII. 12 déc...	2.30	39.8	39.5	256	60	Lapin 42. Poids : 2 k. 020.
	2.45*	....	....	...	....	*Piqûre à 8ᵐᵐ en dehors angle corono-sagittal gauche.
	3.—	39.2	38.8	...	....	Le lapin se promène dans le laboratoire.
	3.45	39.6	39.2	280	72	
	5.45	39.8	39.6	280	....	La température, après un abaissement de 0',6, revient en 3 heures à la normale.
	6.30	39.6				
13 déc...	2.30	39.4	38.8	208	....	Poids : 1 k. 970.
	2.45*	....	....	...	....	*Piqûre à 10ᵐᵐ en dehors angle corono-sagittal droit.
	3.—	38.8	38.0			
	4.15	39.4	38.8	240	....	La température, après un abaissement de 0°,6, revient en une heure et demie à la normale et ne la dépasse que de 0°,2 dans les heures suivantes.
	5.30	39.6	39.0	240		
	6.45	39.6				
14 déc...	2.20	39.4	38.8	240	72	Poids: 1 k. 930.
	2.35*	....	....	...	....	*Piqûre angle corono-sagittal droit.
	2.45	39 0	38.4	...	....	Le lapin se promène tranquillement.
	3.35	39.4	38.6	,280	78	
	4.35	40.4	40.0	272	72	
	5.30	41 0	40.2	272	70	*Ascension* de 1°,6, en trois heures.
	6.25	41.0	40.4			
15 déc...	3.—	40.4	39.6	256	60	Poids: 1 k. 690. Lapin normal, malgré l'élévation thermique relative.
16 déc...	2.20	39.5	38.8	240	56	Poids: 1 k. 700.
	2.30*	....	....	...	....	*Piqûre à 8ᵐᵐ en avant et 5ᵐᵐ en dehors angle corono-sagittal gauche.
	2.45	39.2	38.6			
	3.30	39.2	38.6	256	54	
	4 45	39.8	39.2	256	56	*L'ascension thermique* ne dépasse pas 0°,3.
	6.30	39.6	39.0	250	56	
17 déc ..	3.—	39.4	38.8	...	....	Poids : 1 k. 700. —Tué par le chloroforme. — AUTOPSIE. 1° Piqûre du 12 décembre : circonvolutions vers le milieu de l'hémisphère ; centre ovale à quelques millimètres en dehors de région centrale ; bord interne de capsule interne ; bord externe de noyau caudé ; extrémité antéro-externe de couche optique. — 2° Piqûre du 13 décembre : partie externe de centre ovale ; bord externe de capsule interne ; partie médiane du noyau lenticulaire. — 3°. Piqûre du 14 décembre : bord interne de centre ovale ; bord interne de noyau caudé ; extrémités antérieures du trigone et de la couche optique. — 4°. Piqûre du 16 décembre : extrémité antérieure de l'écorce ; circonvolutions antéro-externes ; surface externe de l'hémisphère (équivaut par suite à une piqûre *superficielle*).

N° ET DATE de l'expérience	HEURE	T. rectale	T. auriculaire	Pouls	Respiration	OBSERVATIONS
XIII. 13 déc....	3.—	39.4	38.4	200	52	Lapin 43. — Poids : 2 k. 200.
	3.15*	....	....	...	....	*Piqûre à 8^{mm} en dehors angle corono-sagittal droit.
	3.30	39.0	38.0	...	....	Lapin se promène dans le laboratoire.
	4.30	39.6	39.0	224	60	
	5.20	40.5	39.8	240		
	6.15	41.0	40.2	220	60	*Ascension* de 1°,6, en trois heures.
	6.50	41.0	40.2			
14 déc...	2.50	39.6	38.8	200	60	Poids : 2 k. 200.
	3.—*	....	....	...		*Piqûre angle corono-sagittal droit.
	3.15	39.0	38.4			
	4.—	39.4	38.6	240	60	
	5.—	39.8	39.2	240	56	Après abaissement de 0°,6, la température revient en deux heures environ à la normale et ne la dépasse que de 0°,2.
	6.—	39.8	39.2	200	56	
	6.35	39.7	39.2			
15 déc...	2.30	39.5	38.8	220	64	Poids : 2 k. 200.
	2.40*	....	....	...		*Piqûre *superficielle* à 10^{mm} en avant angle corono-sagittal gauche.
	2.55	39.0	38.2	212	40	
	3.30	38.6	38.0	196	36	
	4.30	39.2	38.8	240	42	
	5.40	39.5	39.0	240	52	Après abaissement de 0°,9 la température revient en trois heures à la normale, et s'y maintient.
	6.30	39.5	38.8			
16 déc...	3.—	39.5	38.8	...	....	Poids : 2 k. 200. — Tué par chloroforme. — AUTOPSIE. 1° Piqûre du 13 décembre : partie externe du centre ovale ; partie antéro-externe, puis moyenne, enfin bord interne de noyau caudé ; extrémité antéro-externe de couche optique. — 2° Piqûre du 14 décembre : bord interne de centre ovale ; corps calleux ; extrémités antérieures du trigone et de la couche optique. — 3° Piqûre du 15 décembre : circonvolutions antér., en dehors de centre ovale.
XIV. 24 déc...	3.—	39.8	39.0	220	60	Lapin 47. — Poids : 1 k. 870.
	3.20*	....	....	...	....	*Piqûre à 8^{mm} en dehors angle corono-sagittal gauche.
	3.30	39.0	38.2	240	68	Lapin se promène dans le laboratoire.
	4.30	40.5	39.8	272	72	
	5.30	41.2	40.8	276	72	*Ascension* de 1°,4, en deux heures environ.
	6.30	41.0	40.8	256	66	
25 déc...	11.—	40.4	39.4	240	70	Lapin normal. — Poids : 1 k. 800.
26 déc...	2.30	39.4	38.6	240	64	Poids : 1 k. 850.
	2.45*	....	....	...	....	*Piqûre à 10^{mm} en avant et à 5^{mm} en dehors angle corono-sagittal gauche.
	2.55	38.6	37.8	256	68	Lapin se promène tranquillement.

N° ET DATE de l'expérience	HEURE	T. rectale	T. auriculaire	Pouls	Respiration	OBSERVATIONS
XIV. 26 déc... (*suite*)	3.30	38.4	37.8	268	60	
	4.45	39.6	39.0	268	52	Au bout de deux heures, la température après abaissement de 1°, est revenue à la normale et ne l'a dépassée que de 0°,2.
	5.45	39.6	39.0	240	56	
	6.55	39.4	39.0	240	56	
27 déc...	2.—	39.4	38.4	...	...	Poids : 1 k. 730.
28 déc...	2.30	39.6	38.8	240	50	Poids : 1 k. 700.
	2.45*	....	....	...	....	*Piqûre angle corono-sagittal droit.
	3.—	38.8	37.8	256	46	Lapin se promène tranquillement.
	3.30	38.0	37.0	244	46	
	4.45	38.6	37.6	240	40	
	5·30	39.2	38.2	240	40	
	6.45	39.6	38.8	232	40	Après abaissement de 1°,6, la température revient à la normale au bout de 4 heures.
29 déc...	3.—	39.5	39.0	...	....	Tué par chloroforme. — AUTOPSIE. 1° Piqûre du 24 décembre : tiers externe du centre ovale ; tiers postérieur du bord interne du noyau caudé ; trigone ; extrémité antéro-externe de couche optique ; 2° Piqûre du 26 décembre : écorce immédiatement en dehors du point 1 (février) ; circonvolutions en avant et en dehors du centre ovale ; surface externe d'hémisphère (équivaut à piqûre *superficielle*). 3° Piqûre du 28 décembre : circonvolutions antéro-internes ; corps calleux ; trigone ; extrémité antéro-interne de couche optique ; surface interne d'hémisphère.
XV. 13 janv. 1893.	2.30	39.6	39.0	228	48	Lapin 50. — Poids : 1 k. 700.
	2.45*	....	....	...	....	*Piqûre *superficielle* à 6ᵐᵐ en dehors angle corono-sagittal-droit.
	3.00	39.0	38.4	...	....	Le lapin reste somnolent après l'opération.
	3.30	38.2	37.8	240	52	
	4.45	39.2	38.8			
	6.15	39.2	39.0	236	52	Après abaissement de 1°,4 la température revient à la normale en 3 heures et demie.
14 janv..	2.20	39.6	38.6	240	50	Poids : 1 k. 700. — Lapin normal en apparence.
	2.30*	....	....	...	....	*Piqûre angle corono-sagittal droit.
	2.40	39.0	38 2	...	....	Le lapin reste somnolent, comme la veille.
	3.30	38.5	37.8			
	4.30	39.8	39.0			
	5.30	41.0	40.2	248	60	*Ascension* de 1°,4 en trois heures.
	6.30	41.2	40.4			
16 janv...	2.—5	39.8	38.8	232	....	Poids : 1 k. 740. — Lapin normal.
	2.30*	....	....	...	....	*Piqûre *superficielle* à 5ᵐᵐ en avant et 3ᵐᵐ en dehors angle corono-sagittal.
	2.45	39.5	38.6	...	....	Lapin somnolent.
	3.15	38.8	38.0	232	48	

N° ET DATE de l'expérience	HEURE	T. rectale	T. auriculaire	Pouls	Respiration	OBSERVATIONS
XV. 16 janv... (*suite*)	4.30	39.6	39.0	240	64	Lapin commence à se promener dans le laboratoire.
	5.30	39.8	39.4	240	68	Après abaissement de 1°, la température revient à la normale en 3 heures.
	6.30	39.8	39.4	240	64	
17 janv...	2.30	39.6	38.4	..	....	Poids : 1 k. 750. — Tué par éther sulfurique. AUTOPSIE. 1° Piqûre du 13 janvier : écorce au point 3 ; substance blanche sous-jacente. 2° Piqûre du 14 janvier : circonvolutions antéro-internes ; corps calleux ; trigone ; extrémité antéro-interne de c. optique. 3° Piqûre du 16 janvier : écorce au point 1 ; extrémité antér. du centre ovale.
XVI. 28 janv...	2.45	39.4	38.6	...	....	Lapin 51. — Poids : 2 k. 120.
	3.—*	....	....	...	....	*Piqûre *superficielle* angle corono-sagittal gauche.
	3.15	38.6	38.0	...	....	Lapin se promène tranquillement.
	4.—	38.4	37.8			
	5.—	39.0	38.2			
	6.—	39.4	38.8	...	....	Après abaissement de 1°, la température revient en 3 heures à la normale et ne la dépasse que de 0°,2 dans l'heure suivante.
	7.—	39.6	39.0			
29 janv...	11.—	39.4	38.6	...	....	Poids : 2 k. 060.
1 févr...	3.—	39.4	38.6	...	....	Poids : 2 k. 100.
	3.15*	....	....	...	....	*Piqûre *superficielle* à 5mm en arrière angle corono-sagittal gauche.
	3.30	38.8	38.0			
	4.15	38.6	37.8			
	5.15	39.2	38.4			
	6.15	39.4	38.8	...	....	Après abaissement de 0°,8 la température revient en 3 heures à la normale.
2 févr...	7.—	39.4	38.8			
	2.15	39.4	38.6	172	44	Poids : 2 k. 020.
	2.30*	....	....	...	....	*Piqûre angle corono-sagittal droit.
	2.40	38.8	37.9	176	46	Lapin calme.
	3.30	39.6	39.0	176	48	
	4.30	40.2	39.6			
	5.30	40.8	39.8	..	....	*Ascension* de 1°,4 en trois heures.
	6.30	40.6	39.8	176	48	
3 févr...	2.30	39.6	39.0	...	....	Poids : 2 k. — Tué par éther sulfurique. — 1° Piqûre du 28 janvier : écorce au point 5 ; substance blanche intacte. 2° Piqûre du 1 février : écorce au point 6 ; substance blanche intacte. 3° Piqûre du 2 février : circonvolutions antéro-internes ; corps calleux ; extrémité antérieure du trigone ; extrémité antéro-externe de la c. optique.

N° ET DATE de l'expérience	HEURE	T. rectale	T. auriculaire	Pouls	Respiration	OBSERVATIONS
XVII. 12 août ..	2.45	39.4	38.8	...	....	Lapin 53. — Poids : 2 k. 070.
	3.—*	....	....	...	....	*Piqûre angle corono-sagittal gauche.
	3.15	39.2	38.6			
	4.—	39.4	38.8			
	5.—	39.7	39.0	...	....	Maximum de l'*ascension thermique* : 0°,3, en deux heures.
	6.—	39.6	39.0	...	....	Abaissement consécutif.
13 août ..	2.15	39.8	39.2	...	....	Poids : 2 k. 040.
14 août ..	2.30	39.8	39.0	212	58	Poids : 2 k. 040.
	2.45*	....	....	...	....	*Piqûre à 4ᵐᵐ en avant angle corono-sagittal droit.
	3.---	40.0	39.2	...	....	Le lapin court dans le laboratoire, et fuit quand on veut le saisir.
	3.45	41.0	40.4	236	64	*Ascension* de 1°,2, en une heure.
	4.45	40.8	40.4	...	....	
	5.—	40.6	40.0	...	....	Lapin plus calme.
	6.—	40.6	40.0	...	....	
15 août ..	10.—	39.8	39.4	...	....	Tué par chloroforme. — AUTOPSIE. 1° Piqûre du 12 août : circonvolutions internes ; bord interne du centre ovale ; tiers antérieur du bord interne du noyau caudé. — 2° Piqûre du 14 août : circonvolutions antéro-internes ; corps calleux ; extrémité antérieure du trigone ; face interne de l'hémisphère.
XVIII. 16 août ..	2.45	39.4	39.0	...	....	Lapin 56. — Poids : 1 k. 520.
	3.—*	....	....	...	....	*Piqûre angle corono-sagittal droit.
	3.10	39.4	39.0	...	....	Lapin très vif.
	4.10	40.4	39 8	...	....	
	5.—	41.0	40.4	...	....	*Ascension* de 1°,6, en deux heures.
	5.45	40.8	40.4	...	....	
17 août ..	3.—	41.0	40.4	...	....	Poids : 1 k. 500
18 août ..	3.—	39.6	39.2	...	....	Poids : 1 k. 540.
	3.15*	. ..	....	...	....	*Piqûre à 3ᵐᵐ en dehors angle corono-sagittal gauche.
	3 30	39.0	38.4	...	....	Lapin très vif.
	4.15	39.2	38.6	...	....	
	5.30	39.6	39.0	...	....	Après abaissement de 0°,6, la température revient à la normale en 2 h. 1/4.
	6.15	39.6	39.2	...	....	
19 août ..	2.—	39.6	39.0	..	....	Tué par chloroforme. — AUTOPSIE. 1° Piqûre du 16 août : circonvolutions antéro-internes ; corps calleux ; trigone ; face interne d'hémisphère. 2° Piqûre du 18 août : parties moyennes du centre ovale et du noyau caudé ; capsule interne.
XIX. 17 août ..	1.45	39.8	39.2	200	60	Lapin 57. — Poids : 1 k. 730.
	2.—*	....	....	. .	....	*Piqûre à 3ᵐᵐ en dehors angle corono-sagittal gauche.
	2.15	39.8	39.2	...	....	Lapin très calme.

Nº ET DATE de l'expérience	HEURE	T. rectale	T. auriculaire	Pouls	Respiration	OBSERVATIONS
XIX. 17 août... (*suite*)	3.—	40.0	39.6	208	64	
	4.—	40.6	40.0			
	5.—	41.0	40.6	...	....	*Ascension* de 1°,2, en trois heures.
	5.35	40.9	40.4	...	....	
18 août..	2.—	39.9	39.2	...	....	Poids : 1 k. 680. — Tué par chloroforme. — AUTOPSIE. La piqûre a atteint : circonvolutions internes ; bord interne du centre ovale : tiers antérieur du bord interne du noyau caudé, à 2^{mm} en avant de son angle interne.
XX. 19 août..	3.10	39.6	39.0	232	64	Lapin 58. — Poids : 1 k. 620.
	3.20*	....	....	...	....	*Piqûre à 3^{mm} en dehors angle corono-sagittal droit.
	3.30	39.4	39.0	...	....	Lapin calme.
	4.20	40.2	39.8	240	66	
	5.15	40.8	40.2			
	6.15	41.0	40.4	...	....	*Ascension* de 1°,4, en deux heures trois quarts.
20 août..	10.30	39.8	39.2	...	....	Poids : 1 k. 540.
21 août..	3.—	39.6	39.0	...	....	Tué par chloroforme. — AUTOPSIE. La piqûre a atteint : circonvolutions internes ; corps calleux ; trigone ; extrémité externe, puis partie médiane du bord antérieur de la couche optique ; face interne de l'hémisphère. Noyau caudé intact.

Dans plusieurs des expériences précédentes, on peut voir
que les piqûres superficielles n'ont jamais été suivies d'hyperthermie (exp. 7, 8, 9, 12, 13, 14, 15, 16). Nous en rapporterons
encore quelques autres.

Nº ET DATE de l'expérience	HEURE	T. rectale	T. auriculaire	Pouls	Respiration	OBSERVATIONS
XXI. 14 nov 1892	1.20	39.6	38.8	...	....	Lapin 31. — Poids : 1 k. 560.
	1.45*	....	....	...	....	*Piqûre superficielle à 5^{mm} en arrière angle corono-sagittal droit.
	1.55	39.2				
	2.30	38.0	37.2	152	....	Lapin somnolent.
	3.15	38.4	37.4	152		
	4.15	39.0	38.0	156		

Nº ET DATE de l'expérience	HEURE	T. rectale	T. auriculaire	Pouls	Respiration	OBSERVATIONS
XXI. 14 nov... 1892 (*suite*)	5.45 6.30	39.6 39.6	38.6 38.8	156 ...		La température revient à la normale en 3 h. Tué le lendemain par chloroforme. — AUTOPSIE. Piqûre a atteint : écorce au point 6 de Ferrier ; substance blanche subjacente.
XXII. 21 nov. . 22 nov...	2.30 2.50* 3.— 3.30 4.30 5.30 6.30 2.40	39.6 .... 39.0 38.8 39.3 39.8 39.8 39.6	39.0 ... 38.2 38.0 38.4 39.0 39.0 39.0	232 ... 240 240 232 228 216	60 .... 56 60 64 64 66	Lapin 34. — Poids : 1 k. 820. *Piqûre superficielle à 6ᵐᵐ en arrière angle corono-sagittal gauche. *Ascension* de 0º,2. Tué par chloroforme. — AUTOPSIE. La piqûre a atteint : écorce en arrière du point 6 ; substance blanche sous-jacente.
XXIII. 28 nov..	2.50 3.—* 3.10 3.45 4.30 6.— 6.50	39.6 .... 39.4 39.0 39.6 39.6 39.6	38.6 .... 38.0 38.6 38.6	. ... 184 200 200 ...	... . 56 .... 60	Lapin 37. — Poids : 1 k. 840. *Piqûre superficielle à 3ᵐᵐ en avant et en dehors angle corono-sagittal droit. La temp. revient à la normale en 1 h. 30. Tué, le lendemain, par chloroforme (température : 39º,6). — AUTOPSIE. Piqûre a atteint : écorce entre 4 et 7 ; tiers antérieur du centre ovale.
XXIV. 8 déc....	2.30 2.45* 3.— 3 30 4.45 5.45 6.30	39.8 .... 39.4 39.0 39.8 40.0 39.8	39.0 .... 38.0 39.0 39.2 39.0	256 ... 256 260 248 ...	50 ... 68 74 74	Lapin 41. — Poids : 1 k. 780. *Piqûre superficielle à 2ᵐᵐ en dehors angle corono-sagittal droit. *Ascension* de 0º,2, en trois heures. Tué, le lendemain, par chloroforme (température : 39º,6). — AUTOPSIE. Piqûre a atteint : écorce en dehors du point 4 ; circonvolutions antéro-internes en dedans du centre ovale, lequel n'est pas touché.
XXV. 19 déc...	2.— 2.25* 2.40 3.15 4.—	39.0 .... 38.0 38.0 38.0	38.2 .... 37.0 37.0	240 ... 228 210	60 .... 56 56	Lapin 44. — Poids : 2 k. 200. *Piqûre superficielle à 8ᵐᵐ en avant et en 4 dehors angle corono-sagittal gauche. La piqûre a déterminé une petite hémorrhagie (15 à 20 grammes de sang).

N° ET DATE de l'expérience	HEURE	T. rectale	T. auriculaire	Pouls	Respiration	OBSERVATIONS
XXV. 19 déc. (*suite*)	5.15	39.0	38.0	248	58	La temp. revient à la normale en 2 h. 50.
	6.30	39.0	38.2	248	64	Tué le lendemain par chloroforme (température : 39°,5). — AUTOPSIE. Piqûre a atteint : écorce en avant du point 1 ; circonvolutions en avant du centre ovale.
XXVI. 12 janv. 1893	2.20	39.0	38.0	…	….	Lapin 49. — Poids : 1 k. 690.
	2.40*	…	….	…	….	Piqûre superficielle angle corono-sagittal gauche.
	3.20	38.2	37.4			
	4.—	38.6	37.8			
	4.45	38.8	38.0			
	5.40	39.4	38.6	…	….	*Ascension* de 0°4 en trois heures.
	6.30	39.4	38.8	…	….	Tué, le lendemain, par chloroforme (température : 39°,4). — AUTOPSIE. Piqûre a atteint : écorce entre 4 et 5 ; la substance blanche n'est pas touchée. — Petite hémorrhagie superficielle, grosse comme une tête d'épingle.
XXVII. 11 février	2.45	39.2	38.8	…	….	Lapin 52. — Poids : 2 k. 390.
	3.—*	….	….	…	….	Piqûre superficielle angle corono-sagittal droit.
	3.10	38.8				
	3.40	38.6	38.4			
	4.40	39.2	39.0			
	5.50	39.4	39.0	. .	….	*Ascension* de 0°,2 en 2 h. 50.
	6.30	39.4	39.0	…	….	Tué, le lendemain, par chloroforme (température : 39°,4). — AUTOPSIE. Piqûre a atteint : écorce au point 5 ; circonvolutions internes, en dedans du centre ovale.

Il serait trop long de donner le détail de toutes les piqûres profondes, non suivies d'élévation thermique ; d'ailleurs, nous en avons déjà discuté les résultats. Nous nous bornerons donc, pour terminer, à rapporter les quelques expériences dans lesquelles nous avons essayé de détruire ou de paralyser une région localisée de l'écorce cérébrale.

N° ET DATE de l'expérience	HEURE	T. rectale	T. auri- culaire	OBSERVATIONS
XXVIII. 12 août..	2.15	39.8	39.4	Lapin 54. — Poids : 2 k. 040.
	2.30*	....	....	*Injection d'une goutte (seringue de Straus) de solution à 10 p. 100 de potasse dans angle corono-sagittal droit.
	2.50	39.6	39.2	Le lapin court dans le laboratoire.
	3.30	39.6	39.2	
	4.15	39.8	39.2	
	4.45	40.0	39.4	*Ascension* de 0°,2 en 2 h. 15.
	5.15	40.0	39.4	
	5.45	39.9	39.4	Tué, le lendemain, par chloroforme (température 40° ; poids : 2 k. 040). — AUTOPSIE. Petite eschare, grosse comme un grain de chènevis, dans la région circonscrite par les points 4, 5 et 7 de Ferrier ; effleure partie superficielle du centre ovale.
XXIX. 21 août..	3.15	39.5	39.0	Lapin 59. — Poids : 2 k. 290.
	3.30*	....	....	*Injection de 2 gouttes solution potasse à 3mm en dehors angle corono-sagittal gauche.
	3.40	39.4	38.8	Le lapin se promène dans le laboratoire.
	4.10	39.2	38.8	
	4.50	39.5	39.0	
	5.30	39.6	39.2	*Ascension* de 0°,1 en 2 heures.
	6.—	39.6		
	6.25	39.6	....	Tué par chloroforme, le lendemain (température 39°,8). — AUTOPSIE. Eschare assez étendue, occupant l'aire circonscrite par les points 1, 2, 3, 4 et 7 de Ferrier ; envahit légèrement le centre ovale, et s'arrête à 2mm environ au-dessus du toit du ventricule.
XXX. 26 août..	1.55	39.8	39.0	Lapin 60. — Poids : 2 k. 030.
	2.10*	....	....	*Injection d'une goutte potasse à 6mm en dehors angle corono-sagittal gauche.
	2.20	39.6		
	2.35	39.0	38.6	
	3.—	39.4		
	3.20	39.4		
	4.20	39.9	....	*Ascension* de 0°,1 en 2 h. 10.
	5.30	39.8	....	Tué, le lendemain, par chloroforme. — AUTOPSIE. Petite plaque eschariforme dans l'aire corticale comprise entre les points 7 et 3 ; effleure partie superficielle du centre ovale.
XXXI. 26 octobre	2.45	39.2	38.6	Lapin 63. — Poids : 1 k. 850.
	3.—*	....	....	*Injection 1 goutte potasse angle droit.
	3.15	38.8		
	4.—	39.0	38.4	

N° ET DATE de l'expérience	HEURE	T. rectale	T. auriculaire	OBSERVATIONS
XXXI. 26 octobre (*suite*)	4.15	39.2	. . . .	La température revient à la normale en 1 h. 15.
	5.30	39.2		
	6.—	39.2	38.6	
27 octobre	2.40	39.2	38.6	Poids : 1 k. 820.
	2.50*	. . . .	. . .	*Injection 2 gouttes potasse angle gauche.
	3.—	38.8	38.0	
	3.10	38.8		
	3.45	39.0		
	4.45	39.2		
	5.45	39.3		
	6 20	39.4	39.0	*Ascension* de 0°,2 en 3 h. 30.
28 octobre	1.35	39.2	38.4	Tué par chloroforme. — Poids : 1 k. 540. — AUTOPSIE. 1° Injection du 26 octobre : eschare corticale aux points 1, 2, 4 et partie antérieure de 7 ; atteint quart antéro-interne de centre ovale. 2° Injection du 27 : eschare aux points 1, 2, 4, 5, 6 et 7 ; tiers antéro-interne du centre ovale.
XXXII. 9 nov...	3.—	39.2	38.8	Lapin 70. — Poids : 1 k. 890.
	3.15*	. . . .	. . . .	*Injection de 1 goutte potasse dans les 2 hémisphères, immédiatement en arrière des deux angles corono-sagittaux.
	3 25	38.4		
	3.50	38.8		
	4.30	39.2		
	5.15	39.4		
	6.—	39.6	39.0	*Ascension* de 0°,4 en 2 h. 45.
	6.45	39.5		
10 nov...	2.45	39.3	38.8	Poids : 1 k. 860.
	3.—*	. . . .	. . . .	*Injection 1 goutte potasse dans les 2 hémisphères, à 4^{mm} en avant des deux angles corono-sagittaux.
	3.15	38.2		
	3.40	38.6		
	4.15	39.3		
	5.—	39.3		
	6.—	39 4	. . . .	*Ascension* de 0°,1 en 3 heures.
11 nov...	3.—	39 4	38.8	Tué par chloroforme. — AUTOPSIE. 1° Injection du 9 novembre : a) hémisphère gauche : ecchymose aux points 4, 7 et 5 ; effleure à peine centre ovale ; b) hémisphère droit : eschare aux points 1, 2, 3, 4, 5, 6 et 7 ; occupe tout le 1/3 antérieur du centre ovale. 2° Injection du 10 novembre : sur les deux hémisphères, eschare corticale qui se confond avec la précédente.
XXXIII. 14 août...	3.15	39.6	39.0	Lapin 55. — Poids : 1 k. 730.
	3.30*	. . . .	. . . .	Injection de 1 goutte cocaïne à 3^{mm} à gauche angle corono-sagittal.

Nº ET DATE de l'expérience	HEURE	T. rectale	T. auriculaire	OBSERVATIONS
XXXIII. 14 août... (*suite*)	3.45	39.6	39.0	
	4.15	39.4	38.6	
	5.—	39.7	39.2	*Ascension* de 0º,1 en 1 h. 1/2.
	6.—	39.7	....	Tué, le surlendemain, par chloroforme. — Poids : 1 k. 630. — AUTOPSIE. L'aiguille a touché écorce entre les points 4 et 7, et a effleuré partie superficielle du centre ovale.
XXXIV. 25 octobre	2.30	39.8	39.4	Lapin 61. — Poids : 2 k. 030.
	2.50*	. ..	....	*Injection de 1 goutte de cocaïne dans l'angle corono-sagittal gauche.
	3.—	39.2	38.6	
	3 15	39.3		
	3.40	39.4	39.0	
	4.30	40.2	39 6	*Ascension* de 0º,4 en 1 h. 40. Puis la température décroît progressivement.
	5.—	40.0		
	6.—	39.8	....	Tué le lendemain par chloroforme.— AUTOPSIE. L'aiguille a touché écorce au point 4, et a effleuré partie superficielle de centre ovale.
XXXV. 28 octobre	1.50	39.4	39.0	Lapin 64. — Poids : 2 k. 040.
	2.03*	....	....	*Injection de 2 gouttes cocaïne à 5ᵐᵐ en dehors angle gauche.
	2.15	39.2		
	2.25	38.8	38.2	
	2.50	39.2		
	3.15	39.3		
	4.—	39.3		
	5.—	39.5	....	*Ascension* de 0º,1 en 2 h. 55.
	5.45	39.4	....	Tué le lendemain par chloroforme. AUTOPSIE. L'aiguille a touché écorce entre les points 7 et 3.
XXXVI. 28 octobre	2.15	39.0	38.4	Lapin 65. — Poids : 2 k.
	2.30*	....	...	*Injection de 1 goutte cocaïne immédiatement en avant d'angle gauche.
	2.40	38.6		
	2.55	38.6	38.0	
	3.30	38.8		
	4.30	39.0	38.2	
	5.15	39.0		
	5.50	39.1	....	*Ascension* de 0º,1 en 3 h. 20.
30 octobre	3.15	39.4	38.8	Poids : 1 k. 930.
	3.25*	....	....	*Injection de 2 gouttes cocaïne à 4ᵐᵐ derrière angle droit.
	3.35	38.8	38.0	
	3.50	38.7		
	5.15	39.5	....	*Ascension* de 0º,1 en 1 h. 50.
	6.30	39.5	....	Tué le lendemain par chloroforme. AUTOPSIE. 1º Injection du 28 octobre : l'aiguille a touché l'écorce entre 4 et 5. — 2º Injection du 30 octobre : l'aiguille a touché l'écorce au points 6.

N° ET DATE de l'expérience	HEURE	T. rectale	T. auriculaire	OBSERVATIONS
XXXVII. 2 nov....	2.35	39.4	38.8	Lapin 67. — Poids : 1 k. 850.
	2.45*	....	....	Injection de 1 goutte cocaïne derrière les deux angles corono-sagittaux (de chaque côté).
	2.55	38.8	....	Le lapin ne se tient pas en équilibre, lorsqu'on le pose à terre.
	3.15	37.8	....	Peu à peu, il se remet sur ses pattes, et commence à marcher.
	3.35	38.0	....	Le lapin court dans le laboratoire.
	4.—	38.2		
	4.30	38.8		
	6.00	39.8	....	*Ascension* de 0°,4, en 3 h. 1/4.
	6.45	39.8	....	Tué, le lendemain, par chloroforme (température : 39°,4). — AUTOPSIE. L'aiguille a touché l'écorce, dans les deux hémisphères en dehors et en arrière du point 6, dans le sillon parallèle à la scissure interhémisphérique. — La substance blanche sous-jacente a été intéressée.

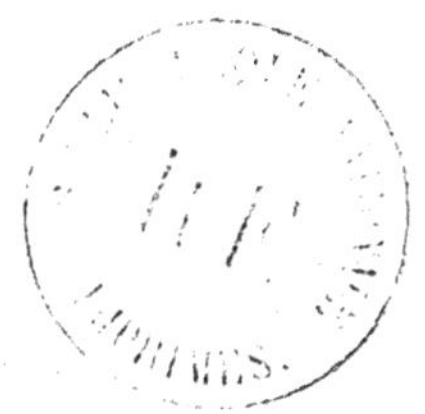

CONCLUSIONS GÉNÉRALES (1)

Les enseignement-   et ceux de la physiologie
s'accor'   sions mécaniques de l'axe
cérébro-   .t suivies d'une modification de
la tempér: .. examinant les différents faits sur
lesquels repo: .nnée, on est amené à reconnaître, entre
la lésion et le .. ...ptôme, un rapport direct de cause à effet.
Chez l'homme, ou chez l'animal, le trouble de la régulation
thermique apparaît comme la conséquence d'une perturbation
plus ou moins profonde des centres nerveux, pouvant produire
l'hyperthermie au même titre que l'hypothermie, c'est-à-dire
par action immédiate, sans l'intervention de causes adjuvantes
(telles que l'infection).

Cliniquement, la modification thermique n'est presque
jamais un phénomène isolé. Elle n'est, le plus souvent, qu'une
des multiples manifestations qui traduisent la perturbation
nerveuse et qui constituent, chez l'homme, l'état apoplectique
ou apoplectiforme. Cependant il n'en est pas toujours ainsi.
Un certain nombre d'observations démontrent, dans les cas de
lésions traumatiques en particulier, qu'il y a parfois élévation
de température en l'absence de tout symptôme comateux. Ce

<hr>

(1) **Nous** avons donné des conclusions particulières à la fin des chapitres
II (p. 46), III (p. 58), et IV (p. 72) de la première partie, et à la fin de l'exposé de
nos recherches expérimentales, p. 149.

que les faits cliniques, presque toujours complexes, ne présentent que d'une façon exceptionnelle, l'expérimentation, plus simple dans ses procédés, le réalise d'une façon régulière. D'ordinaire, en effet, le seul signe appréciable de certaines piqûres du cerveau, chez l'animal, est une élévation de la température centrale.

Ce résultat, que les physiologistes contemporains ont mis hors de doute, a conduit plusieurs d'entre eux, non seulement à attribuer au cerveau le rôle principal dans la régulation thermique, mais encore à y décrire des centres spéciaux chargés d'exciter ou de modérer les divers processus qui, dans l'intimité des tissus, aboutissent à la production de chaleur. Sans vouloir discuter la légitimité de l'hypothèse, nous pensons, après examen des documents cliniques publiés et contrôle des recherches expérimentales entreprises, que l'existence de centres thermiques intra-cérébraux n'est pas encore établie sur des preuves incontestables.

TABLE DES MATIÈRES

IMPRIMERIE LEMALE ET Cie, HAVRE

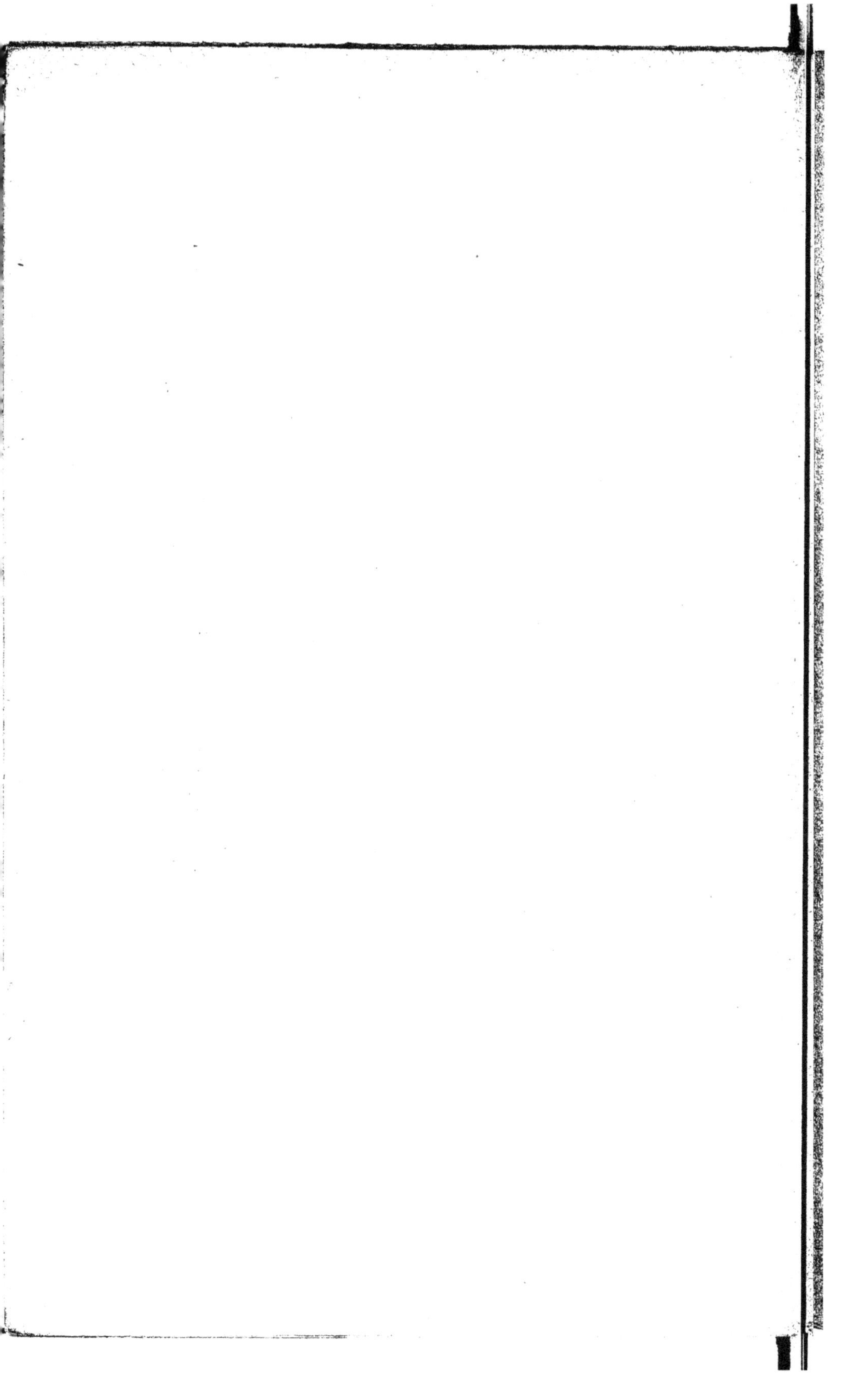

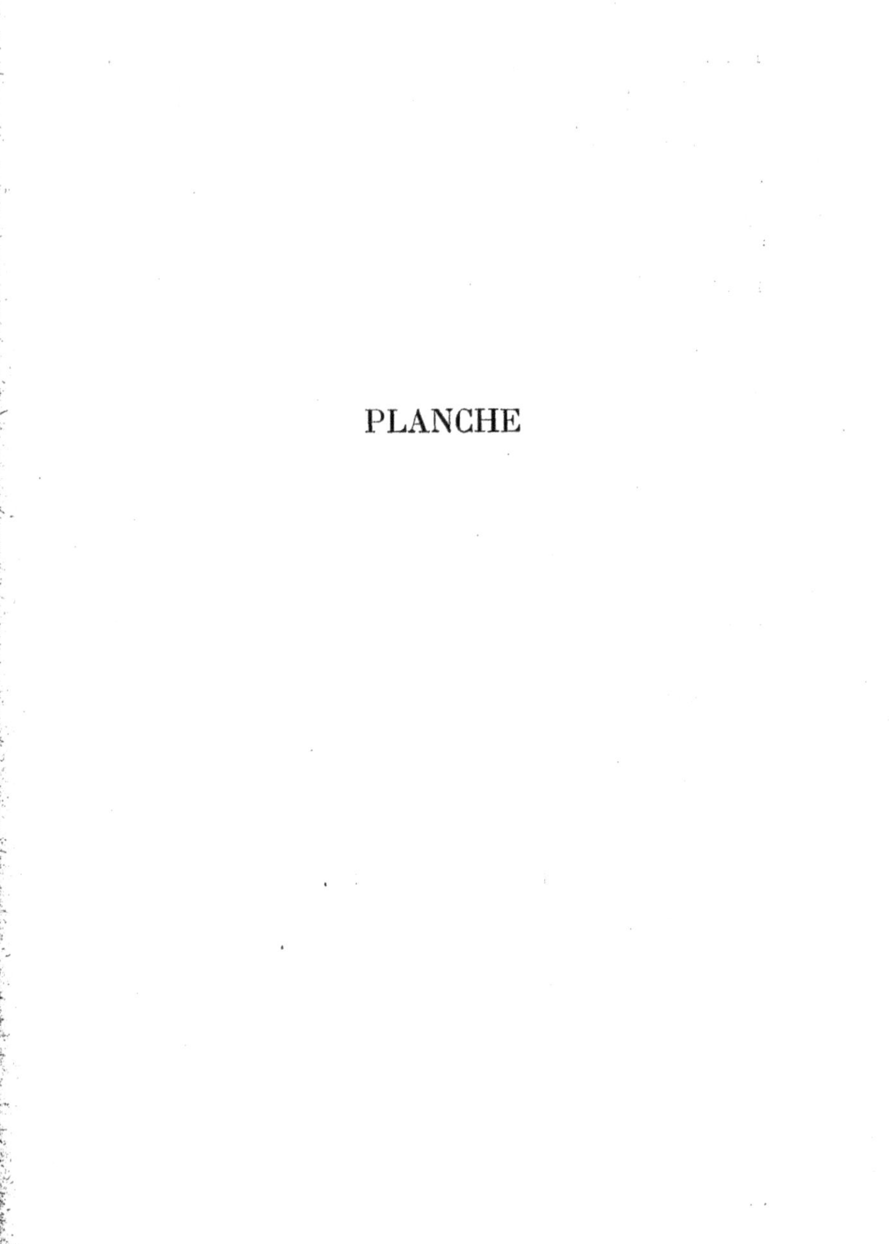

PLANCHE

EXPLICATION DE LA PLANCHE

Fig. 1. — Cerveau de lapin (grossi des deux tiers), vu par sa face supérieure.

     A et *A'*. — Hémisphères.
     B et *B'*. — Lobes olfactifs.
     C. — Cervelet.
     D. — Bulbe.

Les chiffres placés sur l'hémisphère droit correspondent aux centres corticaux indiqués par Ferrier chez le lapin (*Recherches expériment. sur la physiolog. et la patholog. cérébrales*, traduction de H. Duret, 1874).

Tous ces centres (excepté 9 et 10) ont été successivement atteints par les piqûres superficielles faites avec le stylet.

Fig. 1 *bis*. — Étendue des lésions superficielles déterminées par la potasse, dans deux expériences.

Fig. 2. — Coupe horizontale de l'hémisphère gauche, pratiquée à une profondeur de 4 ou 5 millimètres.

     A et *A'*. — Circonvolutions.
     B et *B'*. — Centre ovale.
     C. — Noyau caudé.
     D. — Corne d'Ammon.
     E. — Corps calleux.
     G. — Ventricule latéral.

Fig. 2 *bis*. — Les points rouges indiquent les différentes régions dont les piqûres ont été suivies d'une élévation de la température centrale. Les points qui, sur cette coupe, restent à quelque distance du ventricule, sont en contiguïté avec celui-ci sur la coupe sous-jacente.

Fig. 3. — Coupe horizontale de l'hémisphère gauche, pratiquée à une profondeur de 8 millim. environ.

     A. — Circonvolutions.
     B. — Tractus blanc qui, sur une coupe immédiatement sous-jacente, devient la capsule interne.
     C. — Noyau caudé.
     D. — Partie postérieure de la corne d'Ammon.
     E. — Trigone.
     G. — Ventricule latéral.
     H. — Prolongement postérieur du ventricule latéral.
     I. — Couche optique.
     K. — Tubercule quadrijumeau antérieur.

Fig. 3 *bis*. — Comme 2 *bis*.

Fig. 4 et 4 *bis*. — Coupe horizontale de l'hémisphère gauche, pratiquée à 2 millim. au-dessous de la précédente.

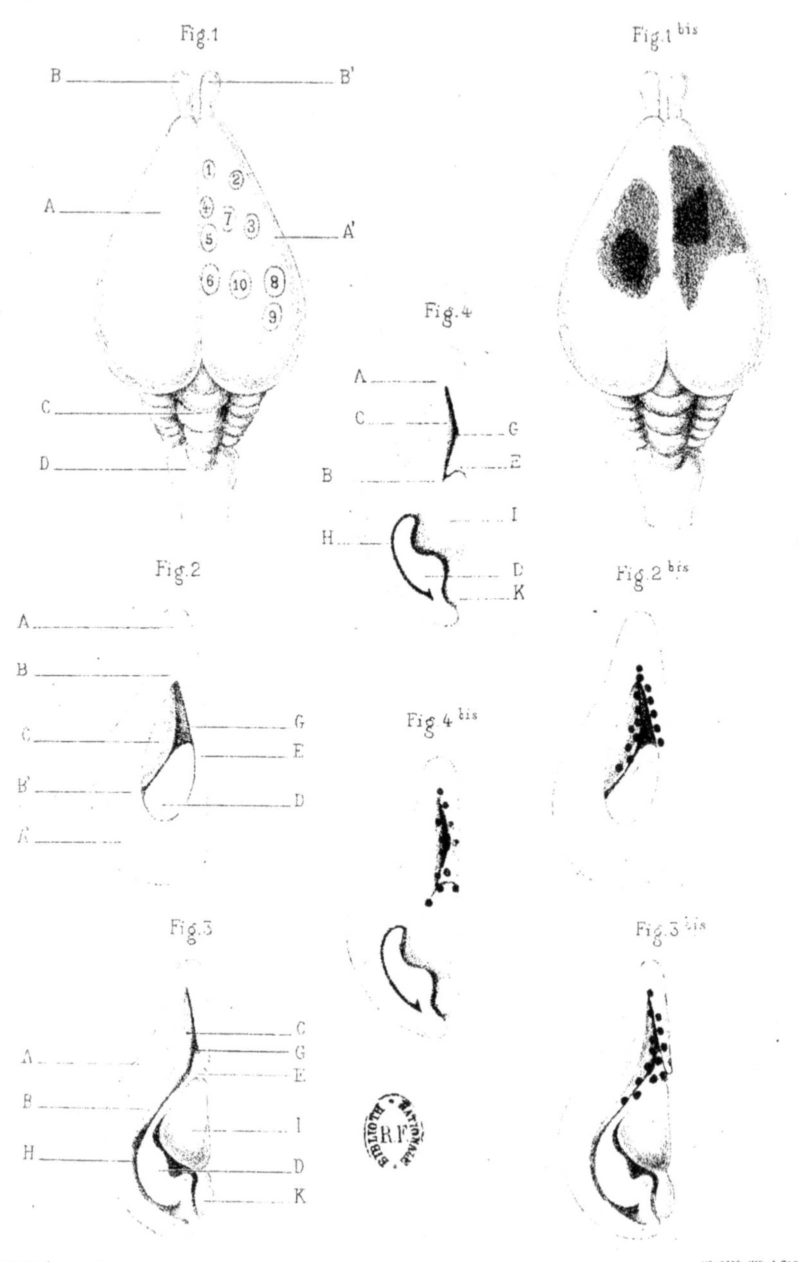

Fig.1
B
B'
A
A'
C
D
Fig.1 bis
Fig.4
A
C
G
B
E
H
I
D
K
Fig.2
A
B
C
G
E
B'
D
A
Fig.2 bis
Fig 4 bis
Fig.3
A
C
G
E
B
I
H
D
K
Fig.3 bis

ARNOULD, ancien interne des hôpitaux. — **Contribution à l'étude de l'hydronéphrose.** Prix... 5 fr.

AUDAIN, ancien interne des hôpitaux. — **De l'hémostase préventive dans les opérations chirurgicales.** Prix.. 4 fr.

BOUFFE DE St-BLAISE, ancien interne des hôpitaux. — **Des lésions anatomiques que l'on rencontre dans l'éclampsie puerpérale.** Prix. 7 fr.

BUSCARLET, ancien interne des hôpitaux. — **La greffe osseuse chez l'homme et l'implantation d'os décalcifiés.** Prix.................................. 5 fr.

CARTIER, ancien interne des hôpitaux. — **Glycosuries toxiques et en particulier intoxication par le nitrate d'urane.** Prix...................... 4 fr.

CHEVALIER, ancien interne des hôpitaux. — **De l'intervention chirurgicale dans les tumeurs malignes du rein.** Prix................................ 7 fr.

CIVEL, ancien interne des hôpitaux. — **De la trachéotomie préventive avec tamponnement du pharynx dans les opérations intéressant la bouche et la cavité pharyngienne.** Prix.......................... 3 fr.

DAGRON, ancien interne des hôpitaux. — **De l'occlusion intestinale par calcul biliaire.** Prix.. 3 fr.

GAMPERT, ancien interne des hôpitaux. — **Traitement de l'amygdalite lacunaire par la discission des amygdales.** Prix...................... 3 fr.

LÉTIENNE, ancien interne des hôpitaux. — **De la bile à l'état pathologique** (avec 2 planches en chromolithographie). Prix...................... 5 fr.

MACON, ancien interne des hôpitaux. — **Contribution à l'étude des résultats de la résection du genou.** Prix.................................... 4 fr.

MALLET, ancien interne des hôpitaux. **Contribution à l'étude de l'épilepsie syphilitique.** Prix... 3 fr. 50.

MARQUEZY, ancien interne des hôpitaux. — **Des difficultés du diagnostic des fibromes de la paroi postérieure de l'utérus dans le travail de l'accouchement.** Prix... 3 fr.

MOREL, ancien interne des hôpitaux. — **Contribution à l'étude de la diphtérie.** Prix.. 3 fr. 50

OUSTANIOL, ancien interne des hôpitaux. — **Contribution à l'étude des méninges rachidiennes.** Prix... 6 fr.

POULALION, ancien interne des hôpitaux. — **Les pierres du poumon de la plèvre et des bronches, et la pseudo-phtisie pulmonaire d'origine calculeuse.** Prix... 7 fr.

PROST, ancien interne des hôpitaux. — **Contribution à l'étude des myopathies syphilitiques.** Prix... 2 fr. 50

PILLIET, ancien interne des hôpitaux. — **Étude d'histologie pathologique sur la tuberculose expérimentale et spontanée du foie.** Prix... 4 fr.

REPIN, ancien interne des hôpitaux. — **Origine parthénogénétique des kystes dermoïdes de l'ovaire.** Prix...................................... 4 fr.

ROUFFINET, ancien interne des hôpitaux. — **Essai clinique sur les troubles oculaires dans la maladie de Friedreich et sur le rétrécissement du champ visuel dans la syringomyélie et la maladie de Morvan.** Prix.. 2 fr

ROUSSEL, ancien interne des hôpitaux. — **De l'actinomycose chez l'homme en France.** Prix... 3 fr.

THOMAS, ancien interne des hôpitaux. — **De l'antisepsie appliquée au traitement des affections parasitaires de la bouche et des dents. Rôle des micro-organismes dans ces affections.** Prix............. 6 fr.

TUILANT, ancien interne des hôpitaux. — **De la névrite puerpérale.** Pr. 2 fr. 50.

VASSAL, ancien interne des hôpitaux. **Contribution à l'étude de la paralysie alcoolique et en particulier des formes généralisées.** Pr.. 3 fr.

IMPRIMERIE LEMALE ET Cie, HAVRE